Kritische Medizin im Argument

Geld als Steuerungsmedium im Gesundheitswesen

Mit Beiträgen von Ullrich Bauer, Thomas Gerlinger,
Leonhard Hajen, Hagen Kühn, Helmut Martens, Kai Mosebach,
Patrick Pichutta, Rolf Schmucker, Michael Simon

Jahrbuch für Kritische Medizin Band 44

Herausgeber und Redaktion: Dr. med. Michael Essers, Prof. Dr. phil. Dr. rer. med. Thomas Gerlinger, Dr. med. Markus Herrmann MPH, Lioba Hinricher, Dr. rer. med. Uwe Lenhardt, Dr. med. Andreas Seidler MPH, Prof. Dr. phil. Michael Simon, Prof. Dr. rer. med. Klaus Stegmüller

Redaktionsbeirat: Prof. Dr. med. Heinz-Harald Abholz, Priv. Doz. Dr. med. Dieter Borgers, Priv. Doz. Dr. rer. pol. Hagen Kühn, Prof. Dr. rer. pol. Rolf Rosenbrock, Dr. med. Udo Schagen

Zur Reihe KRITISCHE MEDIZIN IM ARGUMENT

Das *Jahrbuch für Kritische Medizin* ist ein Forum der Diskussion über den gesellschaftlichen Umgang mit Gesundheit und Krankheit. Die Orientierung auf eine soziale und humane Medizin führt zur Kritik am biomedizinischen Reduktionismus und zu Konzepten der Gesundheitsförderung und Prävention. Die wissenschaftliche Aufarbeitung dient der Beurteilung und Kritik von Gesundheitspolitik und Praxis im Gesundheitswesen.
Die Reihe begann 1970 als »Kritik der bürgerlichen Medizin«. Sie ist seither Plattform der um theoretische Fundierung bemühten Reformkräfte im Gesundheitswesen. Das Inhaltsverzeichnis der bis 1986 erschienenen ca. 40 Bände findet sich im »Jahrbuch für Kritische Medizin 12: Medizin, Moral und Markt« (Argument-Sonderband 146, Argument Verlag, Hamburg 1987). Die Fortschreibung des Inhaltsverzeichnisses bis 1997 ist erschienen in »Jahrbuch für Kritische Medizin 27: Gesundheit, Bürokratie, Managed Care« (Argument Verlag, Hamburg 1997). Das Register kann in regelmäßig aktualisierter Fassung auch via Internet über die Homepage der Forschungsstelle Zeitgeschichte abgerufen werden (http://userpage.fu-berlin.de/~medberuf/linkeframseite.htm).
Jährlich erscheinen zwei Bände, jeweils im Frühjahr und im Herbst. Jeder Band enthält neben Aufsätzen zum titelgebenden Schwerpunkt auch freie Beiträge.
Die Redaktion bittet um Zusendung von Manuskripten bzw. um Exposés (ca. 1 bis 2 Seiten) beabsichtigter Beiträge. Redaktionsadresse: Prof. Dr. Klaus Stegmüller, FH Fulda, FB Pflege & Gesundheit, Marquardstraße 35, 36039 Fulda. Ein Merkblatt zur formellen Manuskripterstellung kann bei der Redaktion angefordert werden. – Die Redaktion bittet darum, nach Möglichkeit die Reihe zu abonnieren (siehe Bestellschein am Ende des Bandes). Jedes einzelne Jahrbuch ist über den Buchhandel erhältlich.

Bibliografische Information Der Deutschen Bibliothek

Die Deutsche Bibliothek verzeichnet diese Publikation in der
Deutschen Nationalbibliografie; detaillierte bibliografische Daten
sind im Internet über http://dnb.ddb.de abrufbar.

Alle Rechte vorbehalten.
© Argument-Verlag 2007
Glashüttenstraße 28, 20357 Hamburg
Umschlagentwurf: Johannes Nawrath, Hamburg
Satz: Susanne El-Gindi, Berlin. Druck: Alfa-Druck, Göttingen
Erste Auflage 2007

ISSN 0341-0943
ISBN 978-3-88619-823-8

Editorial 4

Geld als Steuerungsmedium im Gesundheitswesen

Thomas Gerlinger, Kai Mosebach und Rolf Schmucker
Wettbewerbssteuerung im GKV-WSG. Eine Einschätzung
möglicher Effekte auf das Akteurshandeln im Gesundheitssystem 6

Patrick Pichutta
Der Risikostrukturausgleich in der Gesetzlichen Krankenversicherung: Mehr als ein finanzielles Umverteilungsverfahren? 25

Michael Simon
Das deutsche DRG-Fallpauschalensystem: Kritische Anmerkungen
zu Begründungen und Zielen 41

Hagen Kühn
Der Ethikbetrieb in der Medizin.
Korrektur oder Schmiermittel der Kommerzialisierung 64

Ullrich Bauer
Gesundheit im ökonomisch-ethischen Spannungsfeld 98

Helmut Martens
»Primäre Arbeitspolitik« und neue Gewerkschaft?
Der Ärztestreik im Frühjahr und Sommer 2006 120

Leonhard Hajen
Gesundheitsdienstleistungen: Lokal produziert – national und
europäisch reguliert 138

Editorial

Der Titel des vorliegenden Bandes ist Diskussionen entlehnt, die insbesondere in der Soziologie und Politikwissenschaft der 1980er und 1990er intensiv geführt wurden. Im Mittelpunkt dieser Diskussionen stand die Frage, ob und wie Gesellschaften, soziale Systeme, gesellschaftliche Teilbereiche ihrer Eigenart angemessen und zielgenau politisch gesteuert werden können. Neben eher sozialtechnologisch ausgerichteten Beiträgen, die sich im Grunde nur für die Frage der technischen Machbarkeit interessierten, gab es auch starke Diskussionsstränge, die den Blick auf die grundsätzliche Frage der Steuerbarkeit von Gesellschaften oder gesellschaftlichen Teilbereichen lenkten und Zweifel daran anmeldeten. Und es gab auch schwerwiegende Bedenken gegen den Einsatz ökonomischer Steuerungsmedien und Steuerungslogiken in Bereichen, die nicht einer funktionalen Zweckrationalität folgen, sondern dem zuzurechnen sind, was mit dem Begriff der »Lebenswelt« umschrieben wurde.

Auch wenn die wissenschaftlichen Diskussionen mittlerweile um andere Themen und Begriffe kreisen, das in den 1980er und 1990er Jahren diskutierte Problem besteht weiter und hat im Gesundheitswesen eine zunehmende Bedeutung erlangt. Die deutsche Gesundheitspolitik setzt seit Jahren verstärkt auf Geld als Medium politischer Steuerung. Das im Hintergrund wirkende Ideal scheint ein »sich selbst steuerndes Steuerungssystem« zu sein, das nach Festlegung zentraler Steuerungsparameter alles weitere quasi automatisch erledigt. Die zentralen Steuerungsparameter werden gesetzlich oder durch Verordnung gesetzt und die direkte Interaktion im Rahmen von Verhandlungen, insbesondere Vergütungsverhandlungen, wird entweder überflüssig oder minimiert. Damit scheinen insbesondere Fachbeamte der zuständigen Ressorts zu meinen, eine Art »göttliche Maschine« gefunden zu haben, mit der die Politik ihre Ziele auch gegen widerstrebende Interessen von Krankenkassen oder Leistungserbringern durchsetzen kann. Je perfekter das Regelwerk im Gesetz, desto weniger anfällig ist es gegen Blockaden und Partikularinteressen einzelner Akteursgruppen im Gesundheitssystem, so scheint die dahinter stehende Grundvorstellung zu lauten.

Die unzähligen Probleme und Misserfolge der Gesundheitspolitik der letzten Jahre zeigen jedoch, dass nicht nur weder Gesellschaften oder gesellschaftliche Funktionsbereiche wie eine Maschine durch Vorgabe von Eckwerten und Funktionsregeln zu steuern sind, sondern auch

Editorial

das Gesundheitswesen und seine Teilbereiche. Zu nennen sind hier insbesondere die nicht eingehaltenen Termine für die Einführung neuer Technologien oder Vergütungssysteme wie beispielsweise die Verschiebung der Einführung des DRG-Systems für Krankenhäuser, die elektronische Patientenkarte oder das neue Vergütungssystem für die ambulante ärztliche Versorgung.

Das wichtigste Problem des Einsatzes von Geld als Medium der politischen Steuerung dürfte aber nicht ein technisches sein, sondern ein ethisches. Indem die Politik das Handeln der Akteure im Gesundheitswesen versucht über Geld, also vor allem die Ausgestaltung von Vergütungssystemen, zu steuern, greift sie in die lebensweltliche Grundlage dieses gesellschaftlichen Teilbereiches ein und beschädigt Berufsethiken. Wenn Ärzte, Pflegekräfte etc. durch die Verunsicherung ihrer wirtschaftlichen Existenzgrundlage dazu gebracht werden sollen, ihre Entscheidungen auch an den daraus resultierenden finanziellen Folgen für sich oder ihr Krankenhaus auszurichten, wird damit ein Konflikt zwischen der Orientierung am Patientenwohl und den jeweils eigenen wirtschaftlichen Interessen der Ärzte, Pflegekräfte etc. heraufbeschworen. Geld als Medium der politischen Steuerung im Gesundheitswesen ist also nicht nur in seiner technischen Kapazität beschränkt und kann die soziale Interaktion und Aushandlung zwischen widerstreitenden Interessen nicht ersetzen, sondern auch ein gefährliches Steuerungsmedium, das Schaden anrichten kann; und zwar einen Schaden, der mit Geld nicht zu heilen ist.

Die Beiträge des vorliegenden Bandes beleuchten verschiedene Aspekte der hier angesprochenen Problematik. *Gerlinger/Mosebach/ Schmucker*, *Pichutta* und *Simon* arbeiten technische Limitationen dieses Steuerungsmediums am Beispiel der aktuellen Gesundheitsreform (GKV-WSG), des Risikostrukturausgleichs und des DRG-Systems für Krankenhäuser heraus, *Kühn* und *Bauer* richten den Blick auf ethische Dimensionen des Einsatzes dieses Steuerungsmediums. *Martens* zeigt am Beispiel des Ärztestreiks 2006, dass Geld selbst ein symbolisches Medium ist und in ihm und seinen Werten anderes repräsentiert wird; im Falle des Ärztestreiks langjährig aufgestaute Unzufriedenheiten junger Klinikärzte. *Hajen* arbeitet in seinem Beitrag heraus, dass auch die europäische Integration nicht primär über Märkte und das Steuerungsmedium Geld zu erreichen ist, sondern der sozialpolitischen Lenkung und regionalen Orientierung bedarf, um den Risiken einer rein marktlichen Integration zu begegnen.

Thomas Gerlinger, Kai Mosebach und Rolf Schmucker

Wettbewerbssteuerung im GKV-WSG

Eine Einschätzung möglicher Effekte auf das Akteurshandeln im Gesundheitssystem

1. Einleitung

Das GKV-Wettbewerbsstärkungsgesetz (GKV-WSG) soll nach dem Willen der Regierungskoalition den Wettbewerb um eine bessere Krankenversorgung intensivieren. Zu diesem Zweck sieht die Reform eine Vielzahl neuer Finanzierungsregelungen vor. Geld spielt als Steuerungsmedium im Gesundheitswesen nach dieser Reform eine größere Rolle denn je. Dieser Beitrag geht der Frage nach, ob davon auszugehen ist, dass das Reformwerk dem eigenen Anspruch, die Akteure zu einem an den Zielen der Solidarität und der Qualitätsverbesserung orientierten Wettbewerb zu veranlassen, tatsächlich gerecht wird. Dazu werden im Folgenden drei Aspekte der Gesundheitsreform näher betrachtet: die Wirkung des Zusatzbeitrags, die Einführung von Wahltarifen und die Beziehungen zwischen gesetzlicher (GKV) und privater Krankenversicherung (PKV).

2. Steuerungswirkungen des kassenindividuellen Zusatzbeitrags

2.1 Funktionsweise des Zusatzbeitrags

Die Finanzierungsreform sieht vor, dass Kassen, die mit den Zuweisungen aus dem Gesundheitsfonds ihren Finanzbedarf nicht decken können, einen kassenindividuellen Zusatzbeitrag von ihren Mitgliedern erheben müssen (§ 242 SGB V). Kinder oder mitversicherte Partner zahlen keinen Zusatzbeitrag. Der Zusatzbeitrag soll so bemessen werden, dass er ausreicht, zusammen mit den Fondszuweisungen und sonstigen Einnahmen, die voraussichtlich zu leistenden Ausgaben des Haushaltsjahres zu decken sowie die Kassenrücklagen aufzufüllen. Die Kassen müssen ihre Satzungen im Bedarfsfall dementsprechend ändern. Kommt kein Beschluss der Kasse in diese Richtung zustande, ordnet das Bundesversicherungsamt als zuständige Aufsichtsbehörde die als notwendig erachtete Erhöhung des Zusatzbeitrags an. Den Kassen soll kein Schlupfloch gelassen werden, durch das sie eine im Raum stehende Erhöhung des Zusatzbeitrags vermeiden könnten. Erwirtschaftet eine Kasse einen Überschuss, so kann sie diesen in Form einer Prämie an ihre Versicherten ausschütten oder zusätzliche Leistungen gewähren.

Zum Startzeitpunkt des Gesundheitsfonds im Jahr 2009 sollen die von ihm bereitgestellten Mittel die Gesamtausgaben der gesetzlichen Krankenversicherung zu 100 Prozent decken. Danach müssen sich diese Ausgaben zu mindestens 95 Prozent aus dem Gesundheitsfonds finanzieren. Dies bedeutet, dass die Summe der allein von den Versicherten aufzubringenden Zusatzbeiträge auf bis zu fünf Prozent der GKV-Ausgaben ansteigen kann. Der Zusatzbeitrag kann pauschal (jedes Mitglied zahlt den gleichen Betrag) oder prozentual (jedes Mitglied zahlt einen Prozentsatz seines beitragspflichtigen Einkommens) erhoben werden. Die zusätzliche finanzielle Belastung der Mitglieder wird durch eine Überforderungsklausel beschränkt, die die maximale Höhe des Zusatzbeitrags auf ein Prozent der beitragspflichtigen Einnahmen des Mitglieds begrenzt. Für das Jahr 2007 wären dies knapp 36 Euro pro Monat. Die Einkommensprüfung wird allerdings erst durchgeführt, sobald der monatliche Zusatzbeitrag mehr als acht Euro beträgt. Dadurch soll der bürokratische Aufwand reduziert werden, der den Kassen durch die individuelle Härtefallprüfung entsteht. Dagegen übernimmt für Empfänger von Sozialhilfe oder Grundsicherung in der Rente das zuständige Amt den Zusatzbeitrag. Empfänger der Grundsicherung für Arbeitsuchende (sog. »Hartz-IV«-Empfänger) müssen den Zusatzbeitrag grundsätzlich selbst entrichten. Die Bundesagentur für Arbeit trägt den Zusatzbeitrag für diesen Personenkreis nur in – bislang nicht genauer definierten – Härtefällen. Sobald eine Krankenkasse einen Zusatzbeitrag erhebt, ihn erhöht oder die Prämienzahlung senkt, steht dem Versicherten ein Sonderkündigungsrecht offen, auf das ihn die Kasse hinweisen muss. In diesem Fall kann der Versicherte die Krankenkasse wechseln, ohne dass er den erhöhten Zusatzbeitrag zahlen muss.

Die Absicht des Gesetzgebers, die mit der Einführung des Zusatzbeitrages verbunden ist, besteht in einer Intensivierung des Kassenwettbewerbs, der bislang vorrangig über die unterschiedlichen Beitragssätze der einzelnen Kassen bestimmt wird. Mit der Festlegung eines bundesweit einheitlichen Beitragssatzes durch Rechtsverordnung wird künftig der Zusatzbeitrag (bzw. die auszuschüttende Prämie) zum zentralen Parameter im Kassenwettbewerb. Eine Verschärfung des Wettbewerbs wird deshalb erwartet, weil die absolute Höhe des Zusatzbeitrags für den Versicherten ein eindeutigeres Preissignal darstellt als der – vielfach unbekannte – Beitragssatz zur gesetzlichen Krankenversicherung.

Die Einführung des Zusatzbeitrags verschärft das Gerechtigkeitsdefizit in der Finanzierung der GKV. Die Finanzierungslast wird weiter zu Ungunsten der Versicherten verschoben, während die Arbeitgeber entlastet werden. Zudem wird eine »kleine Kopfpauschale« in das Finanzierungssystem eingeführt, durch die Geringverdiener übermäßig belastet werden (vgl. Gerlinger/Mosebach/Schmucker 2006). Die entsolidarisierende Tendenz des Zusatzbeitrags ist jedoch nicht sein einziges Defizit. Er wird trotz der Berücksichtigung von morbiditätsbezogenen Elementen in dem reformierten Risikostrukturausgleich auch zu einer Benachteiligung jener Krankenkassen führen, die überwiegend sozial Schwache und chronisch kranke Menschen versichern.

2.2 Der Zusatzbeitrag als dysfunktionaler Wettbewerbsparameter

Die Bundesregierung geht davon aus, dass sich im Wettbewerb die Kassen durchsetzen werden, die am besten wirtschaften, d.h. eine effiziente und qualitativ hochwertige Gesundheitsversorgung für ihre Versicherten bereitstellen. Eine höhere Wirtschaftlichkeit soll es diesen Kassen ermöglichen, auf einen Zusatzbeitrag zu verzichten bzw. Prämien auszuschütten. Ineffizient wirtschaftende Krankenkassen müssten dagegen einen Zusatzbeitrag erheben, um ihren Finanzbedarf decken zu können. Die Konstruktion von Gesundheitsfonds und Zusatzbeitrag weist jedoch Merkmale auf, die die beabsichtigten Steuerungswirkungen in Frage stellen. Hier sind zum einen die ungleichen Voraussetzungen zu nennen, mit denen sich die Krankenkassen in den Wettbewerb begeben und die einen klaren Wettbewerbsnachteil für die so genannten »Versorgerkassen« bedeuten. Zum anderen führt die Ausgestaltung der Überforderungsklausel dazu, dass die Krankenkassen – in Abhängigkeit von der Einkommensstruktur ihrer Versicherten – über unterschiedlich ausgeprägte Möglichkeiten verfügen, ihren Finanzbedarf über einen Zusatzbeitrag tatsächlich decken zu können. Beide Steuerungsdefizite sollen im Folgenden erläutert werden.

Von zentraler Bedeutung für die Wirkung des Zusatzbeitrages sind die Wettbewerbsvoraussetzungen der gesetzlichen Krankenkassen. Diese sind sehr disparat, wie die Gegenüberstellung von AOKen und Techniker Krankenkasse zeigt (vgl. Tabelle 1).

Tabelle 1: Wettbewerbsposition der AOKen und der TKK

	AOKen	TKK
Wettbewerbsposition		
Beitragssatz (2006)	13,5 %	13,2 %
Versicherte insg. (1.1.2006)	25,3 Mio.	5,9 Mio.
Mitglieder (1.1.2006)	18,2 Mio.	4,0 Mio.
Versichertenfluktuation (2005/06)	- 212 000 ****	+ 183 000
Mitgliederfluktuation (2005/06)	- 217 000 ****	+ 150 000
Marktpräsenz	länderübergreifend	bundesweit
Versichertenstruktur		
Grundlohnsumme pro Mitglied (2005)	16 185 €	25 409 €
Beitragseinnahmen pro Mitglied (2005)	2 323 €	3 241 €
Leistungsausgaben pro Mitglied (2005)	2 921 €	2 388 €
RSA-Saldo (1994-2004)	+ 81,8 Mrd. €	- 54,7 Mrd. € *
RSA-Saldo (2005)	+ 12,5 Mrd. €	- 3,7 Mrd. €
Pflichtversicherte (1.6.2005/1.1.2006)	9,7 Mio. (38,3 %)	2,2 Mio. (42,3 %)
Freiwillig Versicherte (1.6.2005/1.1.2006)	0,9 Mio. (3,6 %)	1,0 Mio (17,0 %)
Pflichtvers. Rentner (1.6.2005/1.1.2006)	7,6 Mio. (30,0 %)	0,8 Mio. (13,6 %)
Familienangehörige (1.6.2005/1.1.2006)	7,1 Mio. (28,1 %)	2,0 Mio. (33,9 %)
Mitgliederquote (1.1.2006)**	72,0 %	67,8 %
Erwerbstätigenquote (1.5.2003)	37,4 %	46,8 % ***
Anteil GKV-versicherter Rentner (1.6.2005)	42,7 %	29,1 % *

Quellen und Berechnungen nach: TKK 2006, BMG 2005, AOK-BV 2006, http://www.tkk.de, http://www.aok.de; http://www.bva.de.
* Angaben für die Kassenart Angestellten-Ersatz-Krankenkassen
** Anteil der Krankenkassenmitglieder an der Gesamtversichertenzahl
*** Anteil der Erwerbstätigen an der Gesamtversichertenzahl
 (Mikrozensuserhebung 2003), nach BMG 2005
**** Angaben für den Jahreswechsel 2003/2004, nach BMG 2005

Die Notwendigkeit, den Finanzbedarf künftig über einen Zusatzbeitrag zu decken, ist nicht in erster Linie von der wirtschaftlichen Effizienz der Kasse abhängig, sondern von ihrer Versichertenstruktur. Kassen mit einem großen Anteil chronisch kranker Versicherter, die zudem nur über ein geringes Einkommen verfügen, weisen aufgrund der sozialen Härtefallregelungen bei Zuzahlungen höhere Ausgaben auf. Die (teilweise) Befreiung von Zuzahlungen, die einkommensschwächere Patienten in Anspruch nehmen können, muss durch die Krankenkasse finanziert werden und wird nicht ausgeglichen. Hier entstehen ebenso ungleiche finanzielle Belastungen wie aufgrund der in Deutschland regional differierenden Kosten für die Versorgung. Operieren einzelne Krankenkassen ausschließlich oder vorrangig in ausgabenintensiven Regionen (z.B. in den Stadtstaaten), fallen automatisch Mehrausgaben gegenüber dem Bundesdurchschnitt an. Auch diese finanzielle Belastung sagt wenig über die Wirtschaftlichkeit der einzelnen Kasse aus, begründet jedoch einen finanziellen Mehrbedarf, der ab 2009 nicht mehr über eine Anhebung der Beitragssätze, sondern nur noch über den Zusatzbeitrag zu realisieren ist (vgl. Jacobs 2006).

Ebenfalls weit reichende Konsequenzen für den Finanzbedarf der Kassen wird die unterschiedliche Morbiditätsstruktur der Versicherten haben. Der höhere Anteil multimorbider Versicherter bedeutet für einzelne Kassen einen zum Teil deutlich höheren Finanzbedarf als für Kassen, deren Versichertenbestand eine bessere Risikostruktur aufweist. Der im GKV-WSG vorgesehene morbiditätsorientierte Risikostrukturausgleich (»Morbi-RSA«) sieht einen finanziellen Ausgleich für Krankenkassen vor, deren Versicherte eine größere Krankheitslast aufweisen. Krankenkassen, die einen höheren Anteil chronisch kranker und damit teurer Versicherter aufweisen, erhalten einen entsprechend höheren Beitrag aus dem Fonds. Der Morbi-RSA ist jedoch willkürlich auf 50 bis 80 Krankheiten beschränkt worden, bei denen die durchschnittlichen Leistungsausgaben je GKV-Versicherten um mindestens 50 Prozent höher sind als die durchschnittlichen Pro-Kopf-Leistungen aller Versicherten. Es handelt sich folglich nicht um einen vollständigen Morbiditätsausgleich, der den einzelnen Kassen unabhängig vom Gesundheitszustand ihrer Versicherten vergleichbare Wettbewerbsvoraussetzungen ermöglicht. Nach wie vor werden Kassen mit schlechterer Risikostruktur einen Wettbewerbsnachteil haben, und die Risikoselektion von gesunden Versicherten wird weiterhin zur Wettbewerbsstrategie der Krankenkassen gehören (Stock/Lüngen/Lauterbach 2006). Dabei ist die genaue Ausgestaltung des Morbi-RSA bislang weitgehend unklar. Die Frage, ob es eher 50 oder 80 Krankheiten sind, die im Finanzausgleich berücksichtigt werden, und auf welcher Klassifikationsebene die Krankheiten bzw. Krankheitsgruppen bestimmt werden, ist für die finanzielle Lage und die Wettbewerbssituation der einzelnen Kassen von großer Bedeutung. Davon wird auch die Einführung bzw. Kalkulation eines Zusatzbeitrages abhängen. Dieser wird daher weniger ein aussagekräftiger Indikator für die Wirtschaftlichkeit einer Krankenkasse sein, sondern vor allem die von der Kasse nicht zu verantwortenden Unterschiede in der Morbiditäts- und Einkommensstruktur der Versicherten sowie regionale Ausgabenunterschiede abbilden.

Das zweite Manko in der Steuerungswirkung des Zusatzbeitrags liegt in der spezifischen Ausgestaltung der Überforderungsklausel. Der AOK-Bundesverband hat in einem Gutachten darauf aufmerksam gemacht, dass die vorgesehene soziale Härtefallregelung für die einzelnen Kassen sehr unterschiedliche Auswirkungen haben wird (vgl. zum Folgenden: Schawo/Schneider 2006). Dies hängt damit zusammen, dass die Einkommensstruktur der verschiedenen Kassen große Differenzen aufweist. So beläuft sich die durchschnittliche Grundlohnsumme je Mitglied der Ortskrankenkassen in Ostdeutschland auf lediglich 59 Prozent des Wertes bei den Betriebskrankenkassen (bundesweit) (ebd.: 15). Die Härtefallregelung des Zusatzbeitrags greift bei Kassen mit niedrigem Durchschnittseinkommen pro Mitglied wesentlich früher als bei Kassen, die eine hohe durchschnittliche Grundlohnsumme pro Mitglied aufweisen. Die Brisanz dieses Zusammenhangs wird dann besonders deutlich, wenn der Blickwinkel von der durchschnittlichen auf die tatsächliche Einkommensstruktur der Mitglieder gerichtet wird.

Das Gutachten unterscheidet für seine Modellrechnung den »rechnerisch notwendigen Zusatzbeitrag« von dem durch die Krankenkasse »zu kalkulierenden Zusatzbeitrag«. Ersterer ist relativ einfach dadurch zu ermitteln, dass das notwendige Gesamtvolumen für den Zusatzbeitrag einer Kasse – der finanzielle Bedarf, der durch die Zuweisungen aus dem Gesundheitsfonds nicht abgedeckt werden kann – durch die Zahl der Mitglieder geteilt wird. Berücksichtigt man darüber hinaus, dass ein Teil der Mitglieder den vollen Zusatzbeitrag aufgrund der Überforderungsklausel nicht bezahlt, erhöht sich zwangsläufig der Betrag, der von den restlichen Mitgliedern aufgebracht werden muss. Mit jeder weiteren Erhöhung des Zusatzbeitrags steigt jedoch auch der Anteil der Mitglieder, der unter die Härtefallregelung fällt. In der Konsequenz wird der von der Kasse unter Berücksichtigung der Härtefallregelung zu kalkulierende Zusatzbeitrag immer über dem rechnerisch notwendigen Zusatzbeitrag liegen.

Die AOK hat die mögliche Gestaltung des Zusatzbeitrages anhand von drei Modellrechnungen dargestellt (ebd.: 16ff.). Dafür wurden rechnerisch notwendige Zusatzbeiträge von 10, 15 und 20 Euro monatlich angenommen. Bei einem Zusatzbeitrag von zehn Euro wären 48,3 Prozent aller AOK-Mitglieder von der Härtefallregelung betroffen, d.h. sie weisen ein Einkommen von weniger als 1.000 Euro monatlich auf. In Ostdeutschland sind es, je nach Region, bis zu 72 Prozent der AOK-Mitglieder, bei denen die Härtefallregelung greifen würde. Diese Einkommensstruktur hat deutliche Auswirkungen auf den zu kalkulierenden Zusatzbeitrag, da die höheren Einkommen die Wirkungen der Härtefallregelung kompensieren müssen. Bundesweit müsste für die AOK ein Zusatzbeitrag von 13,79 Euro kalkuliert werden, um auf einen rechnerischen Zusatzbeitrag von 10 Euro pro Mitglied zu kommen. In der AOK Mecklenburg-Vorpommern müsste der Zusatzbeitrag dagegen auf den Höchstbetrag von 41,66 Euro[1] festgesetzt werden. In diesem Fall wären 100 Prozent der Mitglieder von der Härtefallregelung betroffen.

Zudem würde der finanzielle Gesamtbetrag, der sich durch den rechnerisch notwendigen Zusatzbeitrag von zehn Euro pro Mitglied ergäbe, lediglich zu 99,7 Prozent realisiert.

Tabelle 2: Wirkungen von Zusatzbeitrag und Härtefallregelung in ausgewählten AOKen

		Meck.-Vorp.	Brandenburg	Bayern	Ba.-Wü.
Modellannahme: 10 € rechnerischer monatlicher Zusatzbeitrag pro Mitglied	Anteil der Härtefallmitglieder in %	72,3	69,9	41,3	37,4
	Zu kalkulierender Zusatzbeitrag unter Berücksichtigung der Härtefallregelung in €	41,66*	19,84	11,85	11,73
	Anteil der Härtefallmitglieder beim jeweils zu kalkulierenden Zusatzbeitrag in %	100,0	93,1	52,6	46,4
	Anteil des Beitragsvolumens, der aufgrund der Härteregelung nicht realisiert werden kann in %	0,3	0,0	0,0	0,0
Modellannahme: 15 € rechnerischer monatlicher Zusatzbeitrag pro Mitglied	Anteil der Härtefallmitglieder in %	85,9	84,0	59,5	54,9
	Zu kalkulierender Zusatzbeitrag unter Berücksichtigung der Härtefallregelung in €	41,66*	41,66*	40,60*	26,52
	Anteil der Härtefallmitglieder beim jeweils zu kalkulierenden Zusatzbeitrag in %	100,0	100,0	95,9	83,7
	Anteil des Beitragsvolumens, der aufgrund der Härteregelung nicht realisiert werden kann in %	33,5	30,9	0,0	0,0
Modellannahme: 20 € rechnerischer monatlicher Zusatzbeitrag pro Mitglied	Anteil der Härtefallmitglieder in %	94,3	93,1	74,3	70,3
	Zu kalkulierender Zusatzbeitrag unter Berücksichtigung der Härtefallregelung in €	41,66*	41,66*	41,66*	41,66*
	Anteil der Härtefallmitglieder beim jeweils zu kalkulierenden Zusatzbeitrag in %	100,0	100,0	100,0	100,0
	Anteil des Beitragsvolumens, der aufgrund der Härteregelung nicht realisiert werden kann in %	50,2	48,2	24,8	18,2

Zusammengestellt nach: Schawo/Schneider 2006: 16ff.
* *Erläuterung siehe Anmerkung 1.*

Diese Diskrepanz verschärft sich, wenn man von höheren rechnerisch nötigen Zusatzbeiträgen ausgeht. Bei notwendigen 15 Euro Zusatzbeitrag wären je nach Region zwischen 54,9 und 85,9 Prozent aller AOK-Mitglieder von der Härtefallregelung betroffen. Die zu kalkulierenden Zusatzbeiträge würden in 13 von 16 AOKen nicht ausreichen, um den rechnerisch notwendigen Zusatzbeitrag zu erreichen. Rechnet man schließlich mit einem notwendigen monatlichen Zusatzbeitrag von 20 Euro, werden zwischen 70,3 und 94,3 Prozent aller AOK-Mitglieder von der Härtefallregelung erfasst. In diesem Fall wäre keine AOK mehr in der Lage, über den zu kalkulierenden Zusatzbeitrag den rechnerisch notwendigen Betrag zu erzielen. Die AOK Baden-Württemberg – die AOK mit den einkommensstärksten Mitgliedern – könnte lediglich knapp 72 Prozent des rechnerisch notwendigen Betrags realisieren; die AOK Mecklenburg-Vorpommern weniger als 50 Prozent.

2.3 Auswirkungen auf den Kassenwettbewerb

Die dargelegten Mechanismen haben verschiedene Konsequenzen für das Finanzierungskonzept des GKV-WSG sowie für den Wettbewerb zwischen den gesetzlichen Krankenkassen. Zum einen erscheint es fragwürdig, ob die Kassen, die ihren Finanzbedarf über die Fondszuweisungen nicht decken können, in der Lage sind, den Fehlbetrag über den Zusatzbeitrag auszugleichen. Die Wirkung der sozial unbedingt notwendigen Härtefallregelung auf den zu kalkulierenden Zusatzbeitrag zeigt, dass Kassen mit überwiegend niedrigen Mitglieder-Einkommen nur eingeschränkte Möglichkeiten besitzen, den benötigten Finanzbedarf zu realisieren und damit einem höheren Insolvenzrisiko ausgesetzt sind. Kassen, die überdurchschnittlich viele Gutverdiener als Mitglieder aufweisen, haben dagegen beim Zusatzbeitrag größere finanzielle Handlungsoptionen.

Hinzu kommt, dass Kassen mit einer »günstigeren« Einkommensstruktur in der Lage sind, einen niedrigeren Zusatzbeitrag zu kalkulieren. Der geringere Anteil von Mitgliedern, die von der Härtefallregelung betroffen sind, reduziert auch den Kompensationsbedarf für die Mitglieder mit höheren Einkommen. Damit wird die Kasse attraktiv für Gutverdienende aus Kassen mit »ungünstiger« Einkommensstruktur. Der geschaffene Wechselanreiz für Besserverdiener kann sich zu einer »Abwärtsspirale« für die Kassen entwickeln, deren Mitglieder durchschnittlich über geringe Einkommen verfügen. Hinzu kommt, dass der Wechselanreiz für Geringverdiener in dem Maße sinkt, in dem Zusatzbeiträge bei einer wachsenden Anzahl von Kassen erhoben werden müssen. Angesichts der erklärten politischen Absicht, die Beitragssätze stabil zu halten, ist mittelfristig sehr wahrscheinlich, dass alle Kassen einen Zusatzbeitrag erheben müssen. Da Geringverdiener – wie gezeigt – relativ schnell den Höchstsatz von einem Prozent des Einkommens erreichen werden, ist es in einer solchen Konstellation für sie finanziell unerheblich, in welcher Kasse sie ihren Zusatzbeitrag bezahlen. Über Einsparungsmöglichkeiten erzeugte Wechselanreize eröffnen sich dann überwiegend den höheren Einkommensgruppen (Jacobs 2006: 405).

Die Einkommens- und die Morbiditätsstruktur werden die Wettbewerbsposition der einzelnen Kassen in entscheidendem Maße bestimmen. Der Zusatzbeitrag, vom Gesetzgeber als entscheidender Wettbewerbsparameter konzipiert, wird weniger die Wirtschaftlichkeit und Qualität einer Kasse abbilden als die Merkmale ihres Versichertenbestandes. Der Gesetzgeber schafft einen Anreiz für die Krankenkassen, sich in ihrer Mitgliederwerbung auf hohe Einkommensgruppen zu konzentrieren. Menschen mit geringen Einkommen werden dagegen zu finanziellen Risiken, die mit der Überlebensstrategie im Kassenwettbewerb schwer zu vereinbaren sind.

3. Wahltarife: Auswirkungen auf Wettbewerbsstrategie und Wettbewerbsordnung

Neben dem Zusatzbeitrag sind Wahltarife ein weiterer Wettbewerbsparameter, deren Anwendungsbereich durch das GKV-WSG deutlich erweitert wird. In der Begründung des GKV-WSG formuliert der Gesetzgeber hierzu: »Die Wahlfreiheit für Versicherte in der gesetzlichen Krankenversicherung soll erhöht werden. Sie ist Voraussetzung für mehr Transparenz und Wettbewerb zwischen den Krankenkassen.« (CDU/CSU/SPD 2006: 311). Es lassen sich im Grundsatz zwei Arten von Wahltarifen voneinander unterscheiden (§ 53 SGB V): einerseits Wahltarife, die als Satzungsleistung der Krankenkassen finanzielle Anreize für die Versicherten setzen (»monetäre Wahltarife«); andererseits Wahltarife, welche zur Modernisierung der Versorgung beitragen sollen (»versorgungsbezogene Wahltarife«).

3.1 Wahltarife I: Mitnahmeeffekte, Risikoselektion und Äquivalenzprinzip

Die erste Gruppe von Wahltarifen belohnt die Nicht-Inanspruchnahme von Gesundheitsleistungen bzw. die Übernahme von Teilkosten durch die Versicherten durch eine entsprechende *Prämienzahlung*. Zu dieser

Gruppe gehören Selbstbehalttarife (§ 53 Abs. 1 SGB V), Tarife für die Nichtinanspruchnahme von Leistungen (§ 53 Abs. 2 SGB V) sowie variable Kostenerstattungstarife (§ 53 Abs. 4 SGB V). Darüber hinaus wurden noch Tarife eingeführt, die die Übernahme von Kosten für von der Regelversorgung ausgeschlossene Arzneimittel der besonderen Therapierichtungen beinhalten (§ 53 Abs. 5 SGB V). Sollten die Versicherten sich für einen dieser Wahltarife entscheiden, sind sie für drei Jahre an die jeweilige gesetzliche Krankenkasse gebunden, auch wenn diese ihren noch bis zum 1.1.2009 gültigen Beitragssatz erhöht oder später einen Zusatzbeitrag einführt. Arbeitslose, sog. »Hartz-IV«- und Sozialhilfeempfänger, deren Mitgliedsbeiträge vollständig von Dritten übernommen werden, sind von der Inanspruchnahme dieser Wahltarife ausgeschlossen (§ 53 Abs. 8 Satz 6 SGB V).

Bisher konnten nur freiwillig Versicherte in der GKV Versicherungstarife mit Selbstbehalt und Beitragsrückerstattung sowie Kostenerstattungstarife wählen. Durch die neuen gesetzlichen Bestimmungen steht dieser Weg nun auch pflichtversicherten Mitgliedern frei. Dabei unterliegt die Ausgestaltung einigen gesetzlichen Beschränkungen. So darf zum einen die Prämienzahlung eines Wahltarifs nicht mehr als 20 % der Mitgliedsbeiträge in einem Jahr, maximal 600 Euro, betragen. Sollten Versicherte sich für mehr als einen Wahltarif entschieden haben, sind diese Grenzen auf 30 % bzw. maximal 900 Euro festgelegt (§ 53 Abs. 8 Satz 4 SGB V). Zum anderen fordert der Gesetzgeber, dass die »Aufwendungen für jeden Wahltarif [...] aus Einnahmen, Einsparungen und Effizienzsteigerungen, die durch diese Maßnahmen erzielt werden, finanziert werden« müssen (sog. »Aufkommensneutralität«). Und weiter: »Die Krankenkassen haben regelmäßig, mindestens alle drei Jahre über diese Einsparungen gegenüber der zuständigen Aufsichtsbehörde Rechenschaft abzulegen.« (§ 53 Abs. 9 SGB V)

Die Krankenkassen können im Rahmen dieser gesetzlichen Bestimmungen konkurrierende Tarifkonzepte anbieten. Viele Kassen haben diese neue Möglichkeit bereits vor Inkrafttreten des Gesetzes zum 1.4.2007 »in zum Teil abenteuerlicher Vielfalt« (Paquet 2007: 5) medienwirksam genutzt. Insbesondere Selbstbehalt- und Beitragsrückerstattungstarife wurden kräftig beworben. Hierdurch hat sich entgegen den Hoffnungen des Gesetzgebers die Transparenz für die Versicherten nicht erhöht, sondern eher verschlechtert.

Eine Bewertung der monetären Wahltarife kann sich auf vier Zusammenhänge konzentrieren. Erstens werden die mit dem GKV-WSG ausgeweiteten Tarife für Selbstbehalte, Kostenerstattungen und Beitragsrückzahlungen dem solidarischen GKV-Finanzierungssystem ceteris paribus

Beitragsmittel entziehen. An dem Mittelabfluss durch Selbstbehalt- und Beitragsrückerstattungstarife wird selbst die Forderung nach einer Aufkommensneutralität von Wahltarifen nichts ändern. Denn es werden sich mit hoher Wahrscheinlichkeit nur »gute Risiken« für diese monetären Wahltarife entscheiden (sog. »Mitnahmeeffekte«). Hierdurch können monetäre Wahltarife praktisch nicht aufkommensneutral sein. Ein (expost) Ausgleich bei Selbstbehalten würde sich nur in dem unwahrscheinlichen Fall ergeben, wenn die Krankenkasse die Prämienzahlungen an jene Versicherte, die die »Wette« auf ihre Gesundheit gewonnen haben, durch die Selbstbehalte jener Versicherten, welche die »Wette« auf ihre Gesundheit verloren haben, kompensieren könnte. Andernfalls wären die Aufsichtsbehörden nach drei Jahren unter Umständen dazu gezwungen, die Wahltarife wieder einzukassieren.

Zweitens sollen finanzielle Anreize einen gesundheitsförderlichen Lebensstil unterstützen und den Gedanken der eigenverantwortlichen Krankheitsprävention stärken. Der vorliegende Wissensbestand über die Einflussfaktoren auf das Gesundheitsverhalten spricht allerdings eindeutig gegen diese These. Denn das individuelle Gesundheitsverhalten unterliegt keinem Handlungskalkül, wie es das Bild des »homo oeconomicus« zeichnet. Gesundheit ist in der je konkreten Lebenssituation allenfalls eines unter vielen Zielen und sicherlich nicht immer das Wichtigste. Gesundheitsschädliche Verhaltensweisen stiften für das Individuum zumeist einen unmittelbar gegenwärtigen Nutzen. Im Unterschied dazu ist das Eintreten einer Erkrankung als Folge solcher Handlungen ein lediglich mögliches Ereignis in der Zukunft. Dass Individuen – sofern keine anderen Hürden den bisherigen Lebensgewohnheiten im Wege stehen –, gesundheitsschädliches Verhalten mit der vagen Aussicht auf künftige Kosteneinsparungen aufgeben, ist eine unrealistische Erwartung. Hier wird im Hinblick auf die eigene Gesundheit ein Kosten-Nutzen-Kalkül unterstellt, das in der sozialen Realität nicht existiert.

Drittens ist die gesundheitspolitische Hoffnung, mit Selbstbehalt- und Kostenerstattungstarifen sowie Beitragsrückzahlungen unnötige Leistungen verhindern zu können (»moral hazard«), fragwürdig. Denn zum einen kommt es auch hier zu Mitnahmeeffekten durch Versicherte mit »guten Risiken«. Zum anderen zeigt die Erfahrung, dass Versicherte, die sich für Selbstbehalte entscheiden, sowohl auf medizinisch notwendige wie auch nicht-notwendige Leistungen verzichten. Insbesondere für einkommensschwache Haushalte stellt der Selbstbehalt eher eine Hürde für einen notwendigen Arztbesuch als einen finanziellen Anreiz zur Vermeidung unnötiger Leistungen dar.

Wettbewerbssteuerung im GKV-WSG

Viertens fördern monetäre Wahltarife die Risikoselektion als Wettbewerbsstrategie von Krankenkassen, weil diese junge, gesunde und wohlhabende Versicherte als Zielgruppe auserkoren haben. Unterstützt durch die Risikoselektion stärken die monetären Wahltarife die Ideologie des rational kalkulierenden und seinen Nutzen maximierenden Versicherten. Diese egoistisch-rationale Handlungsorientierung widerspricht jedoch dem Solidarprinzip in der gesetzlichen Krankenversicherung, welches besagt, dass die Inanspruchnahme von Leistungen ohne Rücksicht auf die vorher geleisteten Sozialversicherungsbeiträge geschieht. Mit monetären Wahltarifen hält daher das Äquivalenzprinzips tendenziell Einzug in die GKV.

3.2 Wahltarife II: Qualitätswettbewerb durch Verpflichtung und Marktkonzentration?

Der Gesetzgeber hat die Krankenkassen ab dem 1. April 2007 dazu verpflichtet, ihren Versicherten, die an besonderen Versorgungsformen teilnehmen, Wahltarife mit der Möglichkeit von Prämienzahlungen oder Zuzahlungsermäßigungen anzubieten (§ 53 Abs. 3 SGB V). Hierbei handelt es sich um Modelle zur integrierten Versorgung (§ 140a SGB V), besondere ambulante ärztliche Versorgungsformen (§ 73c SGB V), strukturierte Behandlungsprogramme bei chronischen Krankheiten (§ 137f SGB V), Modellvorhaben (§ 63 SGB V) und hausarztzentrierte Versorgung (§ 73b SGB V). Diese zweite Gruppe von Wahltarifen unterliegt ebenfalls den bereits genannten Beschränkungen des Gesetzgebers, dass sie sich auf mittlere Frist selbst finanzieren müssen (§ 53 Abs. 9). Im Unterschied jedoch zu den monetären Wahltarifen dürfen Arbeitslose, sog. Hartz-IV-Empfänger und Sozialhilfebezieher diese Wahltarife auswählen. Zudem entfällt bei diesen Wahltarifen die Mindestbindungsfrist (§ 53 Abs. 8 SGB V).

Im Unterschied zur bisherigen Gesetzeslage können Krankenkassen ihren Versicherten Prämienzahlungen anbieten. Zuzahlungsermäßigungen (und auch Beitragssatzermäßigungen) für Patienten, die an einer hausarztzentrierten Versorgung, einem strukturierten Behandlungsprogramm oder einer integrierten Versorgung teilnehmen, sind bereits im GKV-Modernisierungsgesetz eingeführt worden; dasselbe gilt für die Auflage zur Selbstfinanzierung (»Aufkommensneutralität«) dieser Versorgungsformen. Während es für Patienten also finanzielle Anreize geben kann, damit diese sich z.B. in strukturierte Behandlungsprogramme chronischer Erkrankungen (DMPs) einschreiben oder an integrierten Versorgungsprojekten teilnehmen, bleibt der Anreiz für

Leistungserbringer von der Ausgestaltung des jeweiligen Versorgungsvertrages abhängig. Denn sowohl die finanziellen Zuweisungen für DMPs aus dem Risikostrukturfonds als auch die Anschubfinanzierung der integrierten Versorgung in Höhe von einem Prozent des ambulanten und stationären Budgets fließen zunächst an die Krankenkassen, wenn diese einen entsprechenden Versorgungsvertrag abschließen. Aus der Perspektive von (einzelnen) Leistungserbringern entsteht daher ein finanzieller Anreiz durch den Abschluss *zusätzlicher* Versorgungsverträge mit den Kostenträgern.

Welche Effekte auf die Wettbewerbsstrategien der Krankenkassen und die Wettbewerbsordnung in der GKV sind von den versorgungsbezogenen Wahltarifen zu erwarten? Erstens ist die Forderung nach Aufkommensneutralität versorgungsbezogener Wahltarife unrealistisch. Es lässt sich feststellen, dass »alle bisher bekannten Projekte dieser Art zu *Mehrkosten* geführt haben. Obwohl die Politik ganz intensiv an die kostendämpfende Wirkung solcher Projekte glaubt, konnten Einsparungen bisher nicht nachgewiesen werden.« (Paquet 2007: 5f). Für die Kassen folgt hieraus, dass sie vermutlich nur geringe Prämienzahlungen ausschütten und nur solche Versorgungsformen anbieten werden, die zusätzliche Mittel einbringen, also vor allem strukturierte Behandlungsprogramme und verschiedene Modelle integrierter Versorgung.

Zweitens kann der gesetzgeberische Druck auf die Krankenkassen, versorgungsbezogene Wahltarife anzubieten, dazu führen, dass kleinere Krankenkassen in Schwierigkeiten geraten. Denn kleinere Krankenkassen, wie z.B. zahlreiche Betriebskrankenkassen (BKKen), verfügen weder über ausreichende konzeptionelle noch administrative Kapazitäten, um die neuen Versorgungsformen für ihre Versicherten in allen Regionen anbieten zu können. Da die Versorgung in der Regel regionsbezogen stattfindet, sind kleinere Krankenkassen folglich auf Kooperationen angewiesen oder gar zu (kassenartenübergreifenden) Fusionen gezwungen. Die in der Folge zu erwartende Konzentration auf Kassenseite wird deren Verhandlungsmacht gegenüber der Leistungserbringerseite stärken.

4. Steuerungseffekte der Regulierung der »Friedensgrenze« zwischen GKV und PKV

4.1. Gesetzliche Regelungen: Versicherungspflicht, Altersrückstellungen und Basistarif

Die Bestimmungen des GKV-WSG zum Versicherungssystem sehen recht weit reichende Veränderungen vor. Mit Wirkung vom 1. Januar 2009 soll eine generelle Versicherungspflicht eingeführt werden. Bereits im Jahr 2007 erhalten alle Nicht-Versicherten ein Rückkehrrecht in das System – also GKV oder PKV –, in dem sie zuletzt krankenversichert waren (bei der PKV: in den Basistarif, s.u.). Solche Personen, die bisher überhaupt nicht krankenversichert waren, haben entsprechend ihrem beruflichen Status Zugang zu den jeweiligen Versicherungssystemen.

Dabei bleibt die bisherige Trennung von gesetzlicher und privater Krankenversicherung erhalten. Lediglich die Wechselmöglichkeit von der GKV zur PKV wird etwas erschwert, denn nun muss ein Versicherter die Jahresarbeitsentgeltgrenze (47.700 Euro) an drei aufeinander folgenden Jahren überschritten haben, bevor er in die PKV wechseln kann. Bisher musste ein Arbeitnehmer nur im zurückliegenden Jahr die Jahresarbeitsentgeltgrenze überschritten haben und es absehbar sein, dass dies auch im kommenden Jahr der Fall sein würde. Die Modalitäten der Grenzziehung zwischen GKV und PKV sind für beide Systeme sehr wichtig. Immerhin sind knapp 8,7 Millionen (12,3 Prozent) der gut 70 Millionen GKV-Versicherten freiwillig versichert (BMG 2006). Sie bringen mit rund 20 Milliarden Euro 14,4 Prozent der gesamten GKV-Beitragseinnahmen auf (BMG 2007). Die Zahl der freiwilligen GKV-Mitglieder ist damit etwa genau so groß wie die der Personen in der privaten Krankenvollversicherung, anders ausgedrückt: Die PKV könnte ihr Versicherungsvolumen durch eine vollständige Erschließung dieses Geschäftsfeldes verdoppeln.

Sieht die Gesundheitsreform also keine wesentlichen Änderungen an der Grenze zwischen GKV und PKV vor, so beinhaltet sie jedoch mit Blick auf die Binnenstrukturen der PKV eine Reihe von Neuerungen. Vor allem die Tarifgestaltung wird zum Teil neuen Bestimmungen unterworfen. Ziel dieser Maßnahmen ist es, den Wettbewerb innerhalb der PKV sowie zwischen beiden Systemen zu intensivieren. In diesem Zusammenhang werden die privaten Versicherungen ab dem 1.1.2009 dazu verpflichtet, einen Basistarif anzubieten, dessen Leistungsumfang dem der GKV – also dem bisherigen PKV-Standardtarif – entspricht, der aber neuen Zugangs- und Finanzierungsbestimmungen unterliegt. So ist ein Leistungsausschluss in diesem Versicherungssegment nicht möglich, und es ist den privaten Krankenversicherungen hier auch nicht gestattet, eine individuelle Prüfung des Gesundheitszustands der Versicherten durchzuführen oder zugangsberechtigte Versicherte abzulehnen. Eine Prämiendifferenzierung ist jedoch weiterhin in Abhängigkeit von Alter und Geschlecht der Versicherten gestattet.

Der Basistarif wird für alle freiwillig in der GKV Versicherten sowie für alle neu in die PKV eintretenden Versicherten geöffnet. Die bisher privat krankenversicherten Personen erhalten nur im ersten Halbjahr 2009 die Gelegenheit, in den Basistarif zu wechseln. Danach haben sie nur dann ein Zugangsrecht, wenn sie älter als 55 Jahre sind oder hilfsbedürftig werden. Die Beschränkungen für diese Bestandsversicherten wurden auf Intervention der PKV-Lobby in das Gesetz eingefügt.

Der Beitrag für den Basistarif darf den durch die Beitragsbemessungsgrenze in der GKV begrenzten Höchstbeitrag (derzeit etwa 500 Euro pro Monat) nicht überschreiten. Ist der Versicherte mit der Bezahlung der Prämie finanziell überfordert, wird der Tarif um bis zu fünfzig Prozent reduziert. Der Differenzbetrag muss von der Gemeinschaft der Versicherten des privaten Krankenversicherers aufgebracht werden. Ist der betreffende Versicherte auch dann noch finanziell überfordert, so können maximal weitere 25 Prozent vom zuständigen Hilfeträger aufgebracht werden.

Des Weiteren dürfen PKV-Versicherte bei einem Wechsel innerhalb der PKV künftig einen Großteil ihrer Altersrückstellungen mitnehmen. Gegenwärtig ist eine Mitnahme der Altersrückstellungen nicht möglich. Dies führt dazu, dass für privat Krankenversicherte der Wechsel innerhalb der PKV kaum attraktiv ist und der Wettbewerb in der PKV sich weitgehend auf die Erstversicherung beschränkt.

4.2 PKV – GKV: mit mehr Wettbewerb auf dem Weg zur Konvergenz?

Die Einführung eines Rückkehrrechts in das System, in dem man zuletzt krankenversichert war, und die Einführung einer Versicherungspflicht für alle Bürgerinnen und Bürger stellen eine Verbesserung gegenüber dem bisherigen Zustand dar. Sie dürften dazu beitragen, die in den letzten Jahren stark gewachsene Zahl der Personen ohne Krankenversicherungsschutz deutlich zu verringern. Allerdings hat diese Versicherungspflicht nichts mit dem Konzept einer *solidarischen Bürgerversicherung* gemeinsam, das ja gerade das Ziel verfolgt, die Bürgerinnen und Bürger in *einem* Versicherungssystem zusammenzuführen.

Vielmehr hält das GKV-Modernisierungsgesetz an der prinzipiellen Trennung zwischen GKV und PKV fest. Nach wie vor existieren also zwei parallele, auf unterschiedlichen Prinzipien beruhende Versicherungssysteme. Damit ist es den finanziell besser gestellten Bevölkerungsgruppen gestattet, lediglich ihr individuelles, zudem zumeist deutlich geringeres Krankheitsrisiko privat zu versichern. Darüber hinaus wurde auch kein Finanztransfer von der PKV zur GKV eingeführt: Die PKV wird – anders als etwa in den Niederlanden – nach wie vor nicht in den Risikostrukturausgleich einbezogen, und nicht einmal die anfangs noch vorgesehene Portabilität von Altersrückstellungen beim Wechsel von der PKV in die GKV wurde realisiert. Damit bleibt eine unrühmliche Besonderheit des deutschen Gesundheitswesens bestehen: Unter den Mitgliedstaaten der alten EU-15 gestattet kein anderes Land den Besserverdienenden, sich der Solidargemeinschaft der Versicherten bei der Finanzierung von Krankenbehandlungskosten derart weitgehend zu entziehen.

Demgegenüber stellen die Veränderungen im System der PKV durchaus einen tief greifenden Einschnitt dar. Insbesondere die Bestimmungen zum Basistarif sind hier von Bedeutung. Da hier keine Risikozuschläge erhoben werden können und die Höhe des Tarifs in der erwähnten Weise gesetzlich begrenzt werden soll, werden die Mehrkosten in diesem Versicherungssegment auf die Gemeinschaft der PKV-Versicherten umgelegt werden. Dies führt vermutlich zu Prämienanhebungen in der PKV.

Aber nicht allein dieser Sachverhalt erklärt den heftigen Widerstand des PKV-Verbandes gegen den Basistarif. Hinzu kommt, dass er auch ordnungspolitisch von einer gewissen Tragweite ist, denn mit ihm werden Solidarelemente in die Finanzierung der PKV eingebaut. Die Berechnung der Prämienhöhe in der PKV erfolgt nun nicht mehr allein auf der Basis des individuellen Krankheitsrisikos, sondern auch auf der Grundlage einer Kalkulation des Umfangs der notwendigen Quersubventionierung. Personen im Normaltarif werden also künftig die Behandlung von Personen, die aus finanziellen oder gesundheitlichen Gründen in den Basistarif gewechselt sind, bezuschussen müssen. Insofern stellt das GKV-WSG auch eine Abkehr von bisherigen Finanzierungsprinzipien der PKV dar.

Des Weiteren dürfte auch die Portabilität der Altersrückstellungen zu einer Prämienerhöhung in der PKV beitragen, weil die im Fall eines Wechsels bei der Krankenkasse verbliebenen Rückstellungen bisher als Stornogewinne zur Prämiensenkung verwendet wurden und dieser Mechanismus nun weitgehend entfällt. Die Portabilität der Altersrückstellungen stellt eine Umverteilung von den Nicht-Wechslern zu den Wechslern unter den Privatversicherten dar. Sie erleichtert den PKV-Versicherten künftig einen Wechsel ihrer Krankenversicherung und dürfte dazu führen, dass der Wettbewerb in der PKV sich nicht mehr nur auf die Erstversicherung beschränkt, sondern auf die Bestandsversicherten ausdehnt. Möglicherweise dämpft dies künftig den Prämienanstieg in der PKV, so dass auch die Nicht-Wechsler unter den Bestandsversicherten letztlich von der Portabilität der Altersrückstellungen profitieren.

Aus gegenwärtiger Sicht sind zuverlässige Schätzungen über die *Höhe* des Prämienanstiegs im PKV-Normaltarif, den das GKV-WSG nach sich ziehen wird, noch nicht möglich. Der PKV-Verband hat im Reformprozess Steigerungsraten von 30 Prozent kolportiert, jedoch dürfte diese Größenordnung – aus leicht erkennbarem Interesse – deutlich übertrieben sein. Vor allem sind die Umverteilungswirkungen innerhalb der PKV durch die erwähnten Beschränkungen der Zugangsrechte zum Basistarif erheblich eingeschränkt worden. Da zurzeit noch keine Aussagen über den Umfang der finanziellen Effekte des Basistarifs möglich sind, lassen sich auch die Auswirkungen des GKV-WSG auf das Konkurrenzverhältnis zwischen GKV und PKV noch nicht prognostizieren. Zudem sind das Wahlverhalten der Versicherten sowie die Handlungsstrategien insbesondere der privaten Krankenversicherungsunternehmen noch unbekannte Variablen. Aus Sicht der PKV-Unternehmen wird sich zum einen die grundsätzliche Frage stellen, ob sie den Basistarif für Bestandsversicherte und Neukunden attraktiv oder unattraktiv ausgestalten sollen. Zum anderen dürften sie sich bei einer verschärften Konkurrenz mit der GKV aber auch veranlasst sehen, stärker über die Anwendung solcher Instrumente zur Steuerung des ärztlichen Leistungsgeschehens nachzudenken, die in den vergangenen Jahren zunehmend in die GKV und in die Vertragspolitik der gesetzlichen Krankenkassen Einzug gehalten haben (Richtlinien, Leitlinien, Qualitätssicherung, Disease Management etc.). Insofern könnte das »golden age of doctoring« (McKinlay/Marceau 2002), das in den meisten wohlhabenden Staaten schon längst Vergangenheit ist, auch in der deutschen PKV bald ein Ende finden.

Auf der einen Seite bleibt also die Grenzziehung zwischen GKV und PKV auch mit dieser Reform erhalten. Allerdings vollziehen sich innerhalb der einzelnen Systeme Veränderungen, die auf eine Konvergenz der beiden Systeme hinauslaufen könnten, denn die Privatisierungstendenzen in der GKV werden mit den erwähnten Wahltarifen weiter gestärkt, während in die PKV mit den Bestimmungen über den Basistarif erstmals Elemente eines Solidarausgleichs eingezogen werden. Ob diese Reformen sich tatsächlich als Keimzelle eines einheitlichen Versicherungssystems erweisen werden, bleibt abzuwarten. Wenn am Ende dieses Prozesses tatsächlich eine Bürgerversicherung stehen sollte, so ist zu befürchten, dass es sich um eine Bürgerversicherung handelt, in der das Solidarprinzip stark ausgehöhlt ist.

5. Schluss

Die vorangegangenen Ausführungen machen deutlich, dass das GKV-WSG nicht dazu beitragen wird, den von der Bundesregierung propagierten solidarischen Wettbewerb um Qualität zu etablieren. Die Veränderungen in der Finanzierungsstruktur und an den Wettbewerbsparametern des Gesundheitswesens sind nicht geeignet, die Strategien der Krankenkassen primär auf die Ziele Qualität und Solidarität auszurichten. Die wesentlichen Konsequenzen, die das GKV-WSG für den Wettbewerb der Krankenkassen hat, lassen sich wie folgt zusammenfassen:

- Es kommt zu einer Verschärfung des Kassenwettbewerbs. Der Druck in Richtung Einsparungen und Kostenreduzierungen wird erhöht. Im Ergebnis werden Kassen fusionieren und der Konzentrationsprozess wird beschleunigt.
- Die unterschiedlichen Wettbewerbspositionen der gesetzlichen Krankenkassen werden durch den Gesundheitsfonds und den (unvollständigen) Morbi-RSA nur teilweise ausgeglichen.
- Im Wettbewerb der Kassen um Versicherte existieren daher weiterhin starke Anreize zur Risikoselektion, sowohl bezogen auf das Einkommen als auch auf den Gesundheitszustand der Versicherten.
- Das Instrument des Zusatzbeitrags wird weniger die ineffizienten und qualitativ schlechteren Kassen bestrafen als die mit der »ungünstigeren« Versichertenstruktur.
- Die Möglichkeit umfassend monetäre Wahltarife anzubieten, eröffnet neue Optionen gezielter Risikoselektion durch die Kassen. Die Tendenz zur Entsolidarisierung der GKV-Finanzierung wird damit verstärkt.
- Die versorgungsbezogenen Wahltarife beinhalten ein Potenzial zur Qualitätsverbesserung. Sie werden jedoch nicht zu Einsparungen auf Seiten der Krankenkassen führen, sondern vermutlich höhere Ausgaben erzeugen. Es bleibt daher abzuwarten, wie intensiv diese Tarifformen tatsächlich beworben und eingesetzt werden.
- Das GKV-WSG erzeugt einen Trend zur Konvergenz der Regulierung der gesetzlichen und privaten Krankenversicherung. Derzeit ist unklar, wie sich diese Tendenz (z.B. die Einführung des Basistarifs) auf den Wettbewerb um freiwillig Versicherte auswirken wird. Perspektivisch steigt die Wahrscheinlichkeit, dass der Wettbewerb zwischen den gesetzlichen und privaten Krankenkassen weiter geöffnet wird.

Korrespondenzadresse:
Dr. Rolf Schmucker
Institut für Medizinische Soziologie
Johann Wolfgang Goethe-Universität
Theodor-Stern-Kai 7
60590 Frankfurt a. M.
E-Mail: r.schmucker@em.uni-frankfurt.de

Anmerkung

1 Dieser Betrag resultiert aus den Annahmen der AOK-Modellrechnung. Zu dem Zeitpunkt war noch nicht absehbar, dass der Gesetzgeber die Berechnung des Zusatzbeitrags auf ein Prozent der Beitragsbemessungsgrenze beschränken würde (maximal 35,62 Euro).

Literatur

AOK-BV – Bundesverband der Allgemeinen Ortskrankenkassen (2006): AOK – Die Gesundheitskasse. Zahlen und Fakten 2005/2006. http://www.aok-bv.de/imperia/md/content/aokbundesverband/dokumente/pdf/service/zuf2006.pdf am 11.04.2007.

BMG – Bundesministerium für Gesundheit (2005): Statistisches Taschenbuch Gesundheit: 2005, http://www.bmg.bund.de/cln_040/nn_603384/SharedDocs/Publikationen/Gesundheit/a-404-05,templateId=raw,property=publicationFile.pdf/a-404-05.pdf am 11.04.2007.

BMG – Bundesministerium für Gesundheit (2006): GKV-Versicherte nach Alter und Wohnort GKV-Statistik KM6 zum 1. Juli 2006, 14.9.2006. Bonn: BMG.

BMG – Bundesministerium für Gesundheit (2007):Vorläufige Rechnungsergebnisse der gesetzlichen Krankenversicherung nach der Statistik KV 45, 1.-4. Quartal 2006, 16.3.2007. Bonn: BMG.

CDU/CSU/SPD (2006): Entwurf eines Gesetzes zur Stärkung des Wettbewerbs in der gesetzlichen Krankenversicherung (GKV-Wettbewerbsstärkungsgesetz – GKV-WSG). Gesetzentwurf der Fraktionen der CDU/CSU und der SPD vom 24.10.2006. Deutscher Bundestag: Drucksache 16/3100.

Gerlinger, T.; Mosebach, K.; Schmucker, R. (2006): Mehr Gerechtigkeit durch den Gesundheitsfonds? In: Prokla. Zeitschrift für kritische Sozialwissenschaft 36: 615-620.

GKV-WSG (2007) – Gesetz zur Stärkung des Wettbewerbs in der gesetzlichen Krankenversicherung (GKV-Wettbewerbsstärkungsgesetz) vom 30. März 2007. BGBl. I S. 378.

Jacobs, K. (2006): Zur bevorstehenden GKV-Finanzierungsreform: Wissen sie wirklich, was sie tun? Soziale Sicherheit 54: 403-407.

McKinlay J.B.; Marceau, L.D. (2002): The End of the Golden Age of Doctoring. International Journal of Health Services 32: 379-416.

Paquet, R. (2007): Wahltarife als Wettbewerbsrisiko für die GKV. Der gelbe Dienst 25, 7: 5-6.

Schawo, D.;. Schneider, W. (2006): Die Wirkungen der Härteregelung beim Zusatzbeitrag im Fondskonzept der Bundesregierung. Eine statistische Simulationsanalyse. http://www.aok-bv.de/imperia/md/content/aokbundesverband/dokumente/pdf/politik/studie_zusatzbeitrag.pdf am 15.01.2007.

Stock, S.; Lüngen, M.; Lauterbach, K.W. (2006): Der Risikostrukturausgleich im Gesundheitsfonds. Basis für einen solidarischen Kassenwettbewerb? Soziale Sicherheit 54: 407-412.

TKK – Techniker Krankenkasse (2006): »Immer in Bewegung« – Geschäftsbericht 2005. http://www.tk-online.de/centaurus/generator/tk-online.de/s03_pressecenter/r02_geschaeftsbericht/geschaeftsbericht_pdf,property=Data.pdf am 11.04.2007.

Patrick Pichutta

Der Risikostrukturausgleich in der Gesetzlichen Krankenversicherung: Mehr als ein finanzielles Umverteilungsverfahren?

Der Risikostrukturausgleich (RSA) ist seit über zehn Jahren ein in der Gesetzlichen Krankenversicherung (GKV) verankertes Finanzausgleichssystem zwischen den Krankenkassenarten und steht im Zuge der anvisierten Gesundheitsreform der Großen Koalition vor einer umfassenden Reformierung. Im Zuge der Einführung des Gesundheitsfonds im Jahr 2009 soll eine Weiterentwicklung des Systems hin zu einer stärkeren Morbiditätsorientierung erfolgen. Um die kommenden Veränderungen des Finanzausgleichs einordnen und bewerten zu können, ist ein Rückblick auf seine Entstehungsgeschichte und die seither gemachten Erfahrungen notwendig.

1. Gesundheitspolitischer Hintergrund

Mit der Verabschiedung des Gesundheitsstrukturgesetzes am 21. Dezember 1992 wurde eine umfassende Organisationsreform der GKV durchgeführt. Erstmals sollte für die Versicherten die freie Wahl der Krankenkasse bei gleichzeitigem Kontrahierungszwang (ab dem Jahr 1996) möglich sein. Um allen Krankenkassen gleiche Startchancen zu ermöglichen, wurde im Jahr 1994 zur Vorbereitung des Kassenwettbewerbes ein kassenartenübergreifender RSA implementiert. Zunächst sollte sich der Ausgleich auf die Allgemeine Krankenversicherung beschränken und mit dem Jahreswechsel 1994/1995 auf die Krankenversicherung der Rentner (KVdR) ausgeweitet werden (Holzmann/Bertele 2005; Lauterbach/Wille 2002).

Bis dato beruhte das System der GKV hauptsächlich auf Zugangs- und Zuweisungsregeln, denen die Versicherten bei der »Wahl« ihrer Krankenkasse unterworfen waren. Die Zuständigkeiten der einzelnen Krankenkassen richteten sich in der Regel nach dem Berufsstatus, der Betriebs- oder Innungszugehörigkeit der jeweiligen Versicherten (Schneider 2004). Das System war aus heutiger Sicht als ein Konstrukt aus Pflicht- und Wahlkassen einzustufen, welches mit zunehmenden

Legitimationsproblemen konfrontiert war. Die Spanne der Krankenversicherungsbeiträge betrug vor dem GSG zwischen 6,0 bis 16,8% (Schneider 1994). Dies wurde auch von einer Mehrheit der Versicherten als ungerecht empfunden. Darüber hinaus wurde der Beitragsatz seiner Rolle als Signal für ein effizientes und effektives Management in einer Krankenkasse nicht mehr gerecht. Auch ein bestehender Finanzausgleich, auf die KVdR beschränkt, konnte diese Verwerfungen nicht stoppen. Der Handlungsdruck auf die maßgeblichen politischen Entscheidungsträger stieg an. Begünstigt durch die konstatierten negativen Effekte aus Beitragssatzspanne, fehlender freier Kassenwahl für Versicherte, dem Nichtvorhandensein von Wettbewerb und den Fehlanreizen des KVdR-Finanzausgleichs herrschte eine generelle Einigkeit über die Notwendigkeit eines Reformpaketes gegen Ende der achtziger Jahre/Anfang der neunziger Jahre (Fehr 2003).

Bereits im Vorfeld der beginnenden Reformdiskussionen bezogen Vertreter aus Politik und Wissenschaft Positionen für die Einführung von Markt- und Wettbewerbselementen in der GKV. Um die oftmals postulierten Schlagworte Effizienz, Fortschritt und Gerechtigkeit mit Inhalten zufüllen, musste ein Aufbrechen der verkrusteten Strukturen erfolgen. Die neuen Elemente sollten den Anforderungen gerecht werden und den bisherigen Mix aus Budgetierung, Festpreisen, Honorarvereinbarungen und Planungselementen ablösen (IGES et al. 2001a).

Im Verlauf der Diskussion wurde deutlich, dass die Krankenkassen mit einem Ende der Bestandsgarantie rechnen mussten. Dies zeigte, welche enorme ordnungspolitische Tragweite das Ziel des Kassenwettbewerbes verbunden mit der Implementierung von Marktmechanismen (freie Krankenkassenwahl) hatte (Rosenbrock/Gerlinger 2004).

Nach langwierigen Verhandlungen einigten sich CDU/CSU-FDP-Regierungskoalition und SPD-Opposition auf den »Kompromiss von Lahnstein« und verabschiedeten das Gesundheitsstrukturgesetz. Der Kompromiss enthielt die Einführung der freien Kassenwahl (bei gleichzeitigem Kontrahierungszwang) ab dem Jahre 1996 mit einem flankierenden kassenartenübergreifenden RSA, der in zwei Stufen eingeführt werden sollte: Zunächst 1994 für die Allgemeine Krankenversicherung und mit dem Jahreswechsel 1994/1995 für die Krankenversicherung der Rentner unter Wegfall des KVdR-Finanzausgleichs. Die Krankenkassen begaben sich mit diesem Schritt in einem so genannten solidarischen Wettbewerb (Schneider 1994) um Mitglieder. Dieser Wettbewerb sollte den Weg für eine bedarfsgerechte, effektivere und wirtschaftliche Versorgung der Bevölkerung bereiten (Fehr 2003).

2. Einführung und Wirkungsweise des Risikostrukturausgleichs

Der RSA wurde zwei Jahre (Allgemeine Krankenversicherung) beziehungsweise ein Jahr (Krankenversicherung der Rentner) vor der Einführung der freien Kassenwahl als vorbereitende Maßnahme im Jahr 1996 eingeführt. Historisch gewachsene Unterschiede im Versichertenbestand sollten durch den Ausgleich nivelliert und eine Selektion zwischen so genannten guten und schlechten Risiken verhindert werden.[1] Einzelne Krankenkassen sollten nicht durch ihre Risikostruktur benachteiligt werden und mit dadurch bedingten hohen Beitragssätzen am Markt operieren können. Entscheidende Kriterien für den Bestand im Wettbewerb sollten eine effiziente und qualitativ hochwertige Versorgung aller Versicherten und die Errichtung effizienter Managementstrukturen sein. Die Höhe des Beitragssatzes einer Krankenkasse sollte zukünftig diese Kriterien widerspiegeln und nicht mehr wie bisher als Ausdruck der Versichertenstruktur einer Krankenkassen gelten (Rosenbrock/Gerlinger 2004).

Mit der Einführung wurden alle im Jahr 1994 bestehenden Gesetzlichen Krankenkassen in das Ausgleichsverfahren einbezogen – mit Ausnahme der landwirtschaftlichen Krankenkassen. Zunächst wurde der RSA auf alte und neue Bundesländer getrennt angewendet (Becker-Berke/Lautwein-Reinhard 2004).

Der RSA entfaltet seine Wirkungen nach folgenden Prinzipien: Er ist orientiert am Individualäquivalenzprinzip, wonach eine Krankenkasse durch den Umverteilungsmechanismus genau den Beitrag je Versichertem erhält, der dem durchschnittlichen Risiko entspricht. Darüber hinaus lässt der Ausgleich den Beitragssatz als Signal für ein effizientes Management fungieren und Leistungs- und Wirtschaftlichkeitsunterschiede abbilden. Vormals war er lediglich ein Spiegelbild der jeweiligen Risikostruktur. Ein weiteres Kennzeichen ist die Neutralität der Anreize. Es werden nur die standardisierten Leistungsausgaben ausgeglichen und nicht die tatsächlichen Kosten einer Krankenkasse. Das Volumen des RSA-Transfers steht für die Entmischung der Risiken. Umso homogener die Struktur der Versicherten in den Krankenkassen ist, desto höher fällt das Volumen des RSA aus (Cassel/Janßen 1999).

Bestehende Ungleichheiten zwischen den Versicherten sollen im RSA ausgeglichen werden. Hierzu gehören Einkommens- und Belastungsungleichheiten. Diese resultieren aus der unterschiedlichen Höhe der beitragspflichtigen Einkommen der Versicherten und der Belastung aus den unterschiedlichen Morbiditäten der Versicherten beziehungsweise der Anzahl der Familienversicherungen. Für die Berücksichtigung der bestehenden Ungleichheiten verwendet der RSA folgende Ausgleichsfaktoren: Alter, Geschlecht, Bezug einer Erwerbsminderungsrente und Einschreibung in ein Disease-Management-Programm. »Hinzu kommt eine leistungsrechtliche Unterscheidung nach dem Krankengeldanspruch« (Bundesversicherungsamt 2006: 3). Die Familienversicherung wird im RSA lediglich dadurch berücksichtigt, dass im RSA nur der Versicherte und nicht (Famlien-)Mitglieder einer Krankenkasse berücksichtigt werden (Bundesversicherungsamt 2006).

3. Notwendigkeit des Risikostrukturausgleichs

a) Entwicklung des Finanztransfers

Bereits in den ersten Jahren nach der Einführung der freien Krankenkassenwahl waren erhebliche Wanderungsbewegungen innerhalb der GKV festzustellen. Insbesondere ehemalige AOK-Pflichtmitglieder machten von den neuen Wechselmöglichkeiten Gebrauch. Da die Kassenwechsler hauptsächlich gute Risiken repräsentierten, beschleunigte sich die bereits vor der Einführung des RSA bestehende Risikoentmischung. Als Indikator kann das Transfervolumen des RSA gelten, das im Fall einer völligen Risikodurchmischung in der GKV gegen null tendieren müsste. Tatsächlich stieg das Volumen des Ausgleichs von 10,5 Milliarden € im Jahr 1996 auf 15,8 Milliarden € im Jahr 2003 an (Kasper 2002; VdAK/AEV 2005).

b) Entwicklung der Beitragssätze

Die Betrachtung der Entwicklung der Beitragssätze zeigt, dass der durchschnittliche allgemeine Beitragssatz der GKV in den Jahren nach der Einführung gestiegen ist. Die Beitragssätze der Allgemeinen Ortskrankenkassen und Innungskrankenkassen sanken zunächst, stiegen jedoch mit der Einführung der freien Kassenwahl wieder an. Eine konstante Anhebung der Beitragssätze mussten die Betriebskrankenkassen vornehmen. Senkungen wie auch Anhebungen führten die Ersatzkassen in den Jahren nach der Einführung des RSA durch. Um jedoch präzise Aussagen über die Entwicklung der Beitragssätze seit der Einführung treffen zu können, muss man die rechnerischen Beitragssätze der Krankenkassen betrachten, das heißt ohne Umschichtungen der Risiken (»Ur-Beitragssätze«), und diese mit den heutigen Beitragssätzen vergleichen. Es zeigt sich, dass der RSA »[…] in erheblichem Umfang dazu beiträgt, die rein versichertenstrukturbedingten Unterschiede in den Beitragssätzen abzubauen, die sich ohne ihn einstellen würden« (IGES et al. 2001a: 33). Deutlich werden die Kontraste anhand einiger beispielhaft ausgewählter Vergleiche. Im Jahr 1999 wären mehr als 14 Millionen Versicherte bei

Krankenkassen mit niedriger Finanzkraft von einem durchschnittlichen Beitragssatz von über 18 % (RSA-Beitragssatz von Kassen mit niedriger Finanzkraft: ø 13,9 %) betroffen. Um Aussagen über die Veränderung der Beitragssätze bei Krankenkassen mit mittlerer Finanzkraft zu treffen, ist eine differenziertere Betrachtung notwendig. Je nach Beitragsbedarf läge die Beitragssatzspanne der »Ur-Beitragssätze« von elf (niedriger Beitragsbedarf) bis über 20 % (hoher Beitragsbedarf), im Gegensatz zu einer Spreizung der RSA-Beitragssätze von 13,8 bis 14,5 %. Zu einer deutlichen Anhebung der Beitragssätze führt der RSA bei Krankenkassen mit einer hohen Finanzkraft in Kombination mit niedrigem oder mittlerem Beitragsbedarf. (»Ur-Beitragsatz«: 7,5 bzw. 9,4 %; RSA-Beitragssatz: 12,6 bzw. 13 %). Die effektneutralisierende Wirkung der Kombination aus hoher Finanzkraft und hohem Beitragsbedarf führt bei den von diesen Rahmenbedingungen betroffen Kassen zu relativ unveränderten Beitragssätzen (IGES et al. 2001a).

Eine Betrachtung der Beitragssatzspanne seit Einführung des RSA zeigt, dass sich die Beitragsatzunterschiede abgebaut haben. Im Jahr vor der Einführung waren noch 49 % der Versicherten mit einem Beitragssatz versichert, der eine Abweichung von >0,5 % vom durchschnittlichen GKV-Beitragssatz hatte. Im Jahr 2000 hatte sich der Anteil auf 21 % reduziert (Kasper 2002).

c) Krankenkassenwechsel der Versicherten

In den Kontroversen vor der Einführung des Kassenwettbewerbs und der damit verbundenen freien Kassenwahl der Versicherten wurden die möglichen Folgen ambivalent gesehen. Vielfach wurde eine rege Inanspruchnahme der neuen Wahlmöglichkeiten in Zweifel gezogen. Aus der Retrospektive lassen sich jedoch erhebliche Wanderungsbewegungen der Versicherten konstatieren. Dies lässt sich an den Veränderungen der Versichertenzahlen und der entsprechenden Marktanteile der Krankenkassen in der GKV ablesen. Auffällig ist, dass ausschließlich Betriebskrankenkassen die höchsten Wachstumsraten verbuchen konnten. Beachtet werden muss in diesem Zusammenhang der geringe Anteil an Versichertenjahren (Versicherten) in diesen Wachstumsbereichen. Der Großteil der Versicherten war in Krankenkassen versichert, die im beobachteten Zeitraum an Versicherten verloren haben (IGES et al. 2001a).

Eine Untersuchung des Verbandes der Ersatzkassen hat gezeigt, dass die Wanderungsbewegungen innerhalb der GKV mit über 70 % in Richtung der Betriebskrankenkassen gingen, aber nur 10 % auf einen Wechsel von Betriebskrankenkassen zu anderen Kassenarten zurückzuführen sind. Als überzeugendste Annahmen für die Gründe eines Wechsels können gelten: Unterschiede im Leistungsangebot, im Service und in den Beitragssätzen. Untersuchungen haben jedoch gezeigt, dass der Wettbewerb hauptsächlich über die Beitragssätze stattfindet und die beiden anderen genannten Punkte, Unterschiede im Leistungsangebot und im Service, zu vernachlässigen sind. Zwischen den Betriebskrankenkassen und den anderen Kassenarten gibt es deutlich Differenzen im Beitragssatz. Erwähnt werden müssen jedoch ebenso die Abweichungen innerhalb der Kassenarten. Auch unter den Betriebskrankenkassen finden sich solche mit relativ hohen Beitragssätzen. Dennoch konnten circa 25 % der Betriebskrankenkassen im Jahr 1999 Beitragssätze anbieten, die 2 % unter dem Durchschnittsbeitragssatz lagen. Nachweislich ist die Entwicklung der Mitgliederzahlen gerade bei diesen Betriebskrankenkassen sehr dynamisch (Lauterbach/Wille 2002).

Die Mitgliederbewegungen schlagen sich auch in der Verteilung der Versicherten auf die Krankenkassen mit niedrigen, mittleren und hohen »Ur-Beitragssätzen« nieder. Analog zu den Mitgliederbewegungen fand eine weitere Entmischung des Versichertenbestandes statt. So hat sich der Anteil der Versicherten, die bei einer Krankenkasse mit Beitragssätzen im mittleren Bereich (»Ur-Beitragssätze«: 12,5 % bis 17,5 %) versichert sind, verringert (1995: 68,4 %; 1999: 50,3 %). Der Anteil der Versicherten bei einer Krankenkasse mit Beitragssätzen im niedrigen Bereich (»Ur-Beitragssätze« <10 %) hat sich dagegen erhöht (1995: 10,7 %; 1999: 16,2 %) und der Anteil der Versicherten bei Krankenkassen mit hohen Beitragsätzen (»Ur-Beitragssatz« >17,5 %) hat sich ebenfalls erhöht (1995: 6,0 %; 1999: 16,2 %) (IGES et al. 2001a).

4. Defizite des Risikostrukturausgleichs

Der Etablierung des RSA war eine langwierige und kontroverse Diskussion vorausgegangen. Am Ende stand ein Verhandlungsergebnis zwischen der damaligen CDU/CSU/FDP-Regierung und der SPD-Opposition, das unter dem Namen »Kompromiss von Lahnstein« Eingang in die Geschichte der Gesundheitsreformen gefunden hat.

Der erreichten Kompromisslösung geschuldet war ein Konzept, das in der wissenschaftlichen Literatur bereits wenige Jahre später als kontraproduktiv zu den gesetzten Zielen der solidarischen Wettbewerbsordnung angesehen wurde (Schneider 1994). Aus heutiger Sicht können vor allem folgende Konstruktionsfehler ausgemacht werden:
– Es findet kein Ausgleich aller Risiken statt (ausgeklammert wurde im Wesentlichen das Risiko »Krankheit«). Die Ausgestaltung des RSA führt dazu, dass nicht unterschieden wird, »ob Kasse A (Versorger-

kasse) für einen 35-jährigen Diabetiker jährlich 3 000 Euro Behandlungskosten finanziert oder ob ein gesunder Gleichaltriger, versichert bei Kasse B, nur zweimal jährlich zur Zahnkontrolle geht. Die RSA-Beitragsbedarfszuweisung ist bei beiden Kassen gleich hoch. Gemessen am jeweiligen Versorgungsumfang erhält Kasse B zuviel und Kasse A zu wenig aus dem RSA-Topf« (Schneider 2004: 6f.). Das System des RSA lässt die Ausgleichsbeiträge somit an denen vorbeifließen, die die dringendste Verwendung dafür hätten, nämlich die kranken und chronischkranken Versicherten (Schneider 2004). Mit diesem Konstruktionsfehler wurde ein Anreiz für unerwünschtes Verhalten wie Risikoselektion geschaffen (hier und im folgenden Schawo/Paulus 2004).

– Es findet kein vollständiger Ausgleich der standardisierten Leistungsausgaben der Krankenkassen statt. Der Ausgleich klammert Verwaltungsausgaben und die Befreiung der Härtefälle von Zuzahlungen aus. Hieraus resultierend findet nur ein Ausgleich von rund 92% der Leistungsausgaben statt.
– Es werden nur annähernd 90% der beitragspflichtigen Einnahmen der Krankenkassen ausgeglichen. Die restlichen 10% verbleiben bei den Krankenkassen. Von diesem Vorgehen benachteiligt werden die Krankenkassen, die einen hohen Anteil an Rentnern, Arbeitslosen, Sozialhilfeempfängern und gering Verdienenden als Versichertenklientel haben. Diese zeichnen sich im Allgemeinen durch niedrige Grundlöhne aus. Als Ergebnis verbleiben bei den betroffenen Krankenkassen sehr unterschiedliche Anteile der Grundlöhne zur Finanzierung von Ausgaben, die nicht über den RSA ausgeglichen werden.

Diese Unzulänglichkeiten führen zu einer ungleich starken Benachteiligung der Allgemeinen Ortskrankenkassen, die in ihrer Versichertenstruktur traditionell einen hohen Anteil an »schlechten Risiken« haben (Rosenbrock/Gerlinger 2004).

Das von IGES/Wasem/Cassel erstellte Gutachten zur »Wirkung des Risikostrukturausgleichs in der Gesetzlichen Krankenversicherung« im Jahr 2001 bestätigte hingegen die breite und oftmals fatalistische Kritik am RSA nicht. Das Gutachten bescheinigte positive Effekte, blendete aber nachteilige Wirkungen nicht aus. Die Forschergruppe konstatierte Handlungsbedarf, um die gesetzten Ziele des RSA auch zu erreichen, lies jedoch nicht unerwähnt, dass der RSA alleine nicht die Probleme im Kassenwettbewerb lösen könne. Die Autoren sahen den unerwünschten Effekt der Risikoselektion, bedingt durch eine Nicht-Berücksichtigung von Morbiditätsunterschieden, noch nicht ausreichend beseitigt. Darüber hinaus gäbe es noch weitere nicht realisierte Qualitäts- und

Wirtschaftlichkeitspotentiale in der Gesundheitsversorgung. Dies läge einerseits am begrenzten Handlungsspielraum (Integrierte Versorgung wurde als Ansatz für eine wettbewerbsgerechte Vertragspolitik positiv erwähnt) und andererseits an Hemmungen der Krankenkassen, ihr Versorgungsmanagement effektiver und effizienter zu gestalten. Diese Hemmungen hängen mit der Befürchtung zusammen, durch gutes Versorgungsmanagement für Patienten, die schlechte Risiken darstellen und durch die unzureichende Berücksichtigung der Morbidität im RSA nicht angemessen ausgeglichen werden, interessant zu werden und diese zu einem Wechsel zu bewegen (IGES et al. 2001a).

5. Weiterentwicklung des Verfahrens

Entscheidender Ausgangspunkt für die Weiterentwicklung des RSA war die Aufforderung des Deutschen Bundestages vom 16. Dezember 1999 an die Bundesregierung, eine Untersuchung über die Wirkung des RSA in Auftrag zu geben und bis zum März 2001 gegebenenfalls Änderungen des RSA-Verfahrens vorzuschlagen (Deutscher Bundestag: 1999a; Deutscher Bundestag 1999b). Das Bundesministerium für Gesundheit (BMG) führte entsprechend des Auftrages am 15. März 2000 eine beschränkte Ausschreibung zur Vergabe von Aufträgen aus (Glanz 2000). Vom BMG wurde nach der erfolgten Ausschreibung der Auftrag an die Forschungsgruppe IGES/Wasem/Cassel vergeben. Parallel dazu wurden für weitere Auftraggeber ebenfalls Gutachten erstellt. Der Verband der Angestellten- und Arbeiterersatzkassen beauftragte die Gruppe Lauterbach/Wille und der BKK-Bundesverband erteilte einen Forschungsauftrag an die Gruppe Breyer/Kifmann (Lauterbach/Wille 2001; Breyer/Kifmann 2001). Im Folgenden werden die für die Entstehung des wesentlichen Konsenspapiers maßgeblichen Gutachten der Gruppen IGES/Wasem/Cassel und Lauterbach/Wille detaillierter dargestellt.

a) Gutachten im Auftrag des BMG (IGES/Wasem/Cassel)

Das Gutachten schlug sowohl kurzfristig realisierbare Maßnahmen als auch mittel-/langfristige Maßnahmen vor, die sich auf einen Zeitraum von 2001 bis 2007 erstreckten. Insgesamt sind die analysierten Maßnahmen als ein Gesamtpaket zu sehen und boten ein in sich geschlossenes Ganzes. Die Gutachtergruppe bezog eindeutig Position für einen solidarischen Wettbewerb. Nach ihrer Meinung sei ein Wettbewerb ohne RSA nach den geforderten Rahmenbedingungen nicht möglich. Nur mit einem RSA sei ein zugleich effizienter, dynamischer und die Qualität in den Mittelpunkt stellender Wettbewerb zwischen den Krankenkassen denkbar. Dieser Zustand sei jedoch nur mit einer direkten Berücksichtigung der Morbidität zu erreichen. In diesem Zusammenhang sei erwähnt, dass die Gutachtergruppe Breyer/Kifmann (2001) sich ebenfalls für die direkte Berücksichtigung der Morbidität aussprach. Die Autoren verwiesen in ihren Ausführungen auch auf internationale Erfahrungen mit einem morbiditätsorientierten Ausgleich. Pendants zum RSA seien bereits implementiert und hätten sich in der Praxis bewährt (hier und im folgenden IGES et al. 2001a).

Um die Morbidität in Deutschland direkt erfassen zu können, sei es unumgänglich direkte Morbiditätsindikatoren zu entwickeln. Darüber hinaus sprachen sich die Gutachter für die Neutralisation der bestehenden Unterschiede zwischen den beitragspflichtigen Einnahmen der Krankenkassen aus. Zu diesem Zweck sollten standardisierte Verwaltungskosten mit in den Ausgleich einbezogen werden. Ferner sollte ein so genannter Erstattungspool für nicht-managementfähige Ausgaben wie Sterbegeld, Mutterschaftsgeld, Aufwendungen für Familienangehörige im Ausland und entgangene Patientenzuzahlungen bei Härtefällen eingerichtet werden. Die Einführung des morbiditätsorientierten RSA wurde für das Jahr 2007 vorgesehen. Um in der Übergangszeit bereits eine stärkere Berücksichtigung der Morbidität der Versicherten zu erreichen, wurde die kurzfristig mögliche Einführung eines Risikopools vorgeschlagen. Dieser Pool sollte die Finanzierung der Ausgaben von Versicherten, die überdurchschnittlich sind, sicherstellen. Durch die Ausgestaltung mit Hilfe eines »Stop-Loss-Modell« sollten Fehlanreize verhindert werden, da die jeweiligen Krankenkassen weiterhin an den Ausgaben für die Versicherten beteiligt wären. Der Pool sollte durch die Solidargemeinschaft der Krankenkassen gespeist werden. Ein wichtiges Anliegen der Gutachtergruppe war eine Reform mit einem Gesamtplan. Es sollte sichergestellt werden, dass bereits mit der Verabschiedung des Hochrisikopools die vorbereitenden Arbeiten für einen morbiditätsorientierten RSA beschlossen werden.

b) Gutachten im Auftrag des VdAK, AOK- und IKK-Bundesverbandes (Lauterbach/Wille)

Die Gutachtergruppe Lauterbach/Wille schlug die Einführung einer Wechslerkomponente vor. Hinter der Komponente stand die Überlegung, dass es durch die praktizierte Selektion einzelner Krankenkassen zu Beitragssatzverwerfungen komme. Aufnehmende Krankenkassen seien durch die Aufnahme des »typischen« Kassenwechslers in der Lage, niedrigere Beitragssätze anbieten zu können. Dies resultiere aus den »Charakteristika« der Kassenwechsler, da diese weit unterdurchschnittliche Leistungsausgaben verursachen. Die aufnehmende Krankenkasse profitiert von unterdurchschnittlichen Ausgaben und von durchschnittlichen Ausgleichszahlungen aus dem RSA. Eine Wechslerkomponente sollte diese unerwünschten Effekte vermeiden und hierfür »Bestandsversicherte« und Kassenwechsler trennen, indem für beide Gruppen ein separater Beitragsbedarf errechnet wird. Der Ausgleich sollte nach folgendem Schema realisiert werden: Krankenkassen, die von einem Kassenwechsler verlassen werden, erhalten einen Ausgleich für die nun verschlechterte Risikostruktur. Vorgeschlagen wurde eine fünfjährige Berücksichtigung im RSA. Eine Rückversicherung für chronisch Kranke sollte den Krankenkassen Anreize geben, dass sie diese nicht mehr als finanzielles Risiko betrachten. Dieses Verfahren soll auch einen Ausgleich für die chronisch Kranken ermöglichen, die sich in ein DMP einschreiben. Das Modell wurde zur Berücksichtigung von Bestandsversicherten und chronisch Kranken, die die Kasse wechseln, um sich in ein Programm einzuschreiben, für durchführbar gehalten (Lauterbach/Wille 2001).

c) Konsenspapier

Nach der Erstellung der Gutachten wurden die jeweiligen Positionen um die genaue Ausgestaltung der geplanten Weiterentwicklung des RSA mit um so größerer Vehemenz als zuvor vertreten. Zeitnah nach der Fertigstellung der Gutachten wurde deutlich, dass das offizielle BMG-Gutachten und das Gutachten der Ortskrankenkassen und Ersatzkrankenkassen nicht isoliert voneinander durchzuführen waren. Dem offiziellen Gutachten des BMG wurde angelastet, dass es in sich widersprüchlich und die Einführung eines Risikopools nicht förderlich für den Wettbewerb sei. Orts- und Ersatzkassen (Auftraggeber eines gemeinsamen Gutachtens) waren über die Ergebnisse des offiziellen BMG-Gutachtens unterschiedlicher Meinung. Die Ortskrankenkassen befürworteten das Gutachten, während sich die Ersatzkrankenkassen davon distanzierten. Dem Gutachten von Lauterbach/Wille wurde in der Diskussion keine praktische Umsetzbarkeit eingeräumt; das Bundesversicherungsamt riet aufgrund mangelnder kurzfristiger Umsetzbarkeit und geringer finanzieller Wirkung davon ab (Daubenbüchel 2001). Auf Initiative des BMG entstand letzten Endes ein Konsenspapier (Paquet 2001).

Am 26. Februar 2001 wurde das Konsenspapier der beiden maßgeblichen Gutachtergruppen IGES/Wasem/Cassel und Lauterbach/Wille vorgelegt. Das Papier enthielt Vorschläge beider Gruppen und schlug zunächst vor, einen Risikopool oder eine Wechslerkomponente als Übergangslösung bis zur Umstellung auf ein vollständig morbiditätsorientiertes Verfahren einzuführen. Die vollständige Umstellung wurde für das Jahr 2006/2007 anvisiert. Als weiteres Instrument sollten übergangsweise die DMP an den RSA gekoppelt werden. In der Praxis sollte so für in ein akkreditiertes Programm eingeschriebene chronisch Kranke ein gesonderter Betragsbedarf berücksichtigt werden (IGES et al. 2001b; Lauterbach/Wille 2001).

d) Verabschiedung des Reformpakets

Nach der Vorlage des Konsenspapiers der Gutachtergruppen einigten sich Politik und die Spitzenverbände der Krankenkassen auf die entscheidenden Eckpunkte der Reform. Politische Forderungen waren vor dem Beginn der entscheidenden Konsensrunde klar definiert: »[…] die Maßnahmen müssen kurzfristig wirken; Qualität und Wirtschaftlichkeit der medizinischen Versorgung müssen verbessert werden und dürfen nicht durch falsch gesetzte Wettbewerbsparameter konterkariert werden […]« (Weller 2001: 14). Vor der Runde galt der Verhandlungsspielraum, bedingt durch das Konsenspapier der maßgeblichen Gutachtergruppen, bereits als eingeschränkt (Weller 2001).

Am 26. Juni 2001 wurde vom BMG ein Entwurf des Gesetzes zur Reform des RSA vorgelegt (Sell 2005). Essentielle Inhalte waren die Einführung von DMPs, eines Risikopools und die Weiterentwicklung des RSA hin zu einer stärkeren Morbiditätsorientierung. Für die Patienten unmittelbar bedeutend war die kurzfristig erfolgende Einführung der strukturierten Behandlungsprogramme für chronisch Kranke (DMP). Sie sollten dazu beitragen, dass die Prävention und die Behandlung bestimmter Krankheiten verbessert werden. Hiermit verbunden war das Ziel einer hochwertigen Behandlung mit dem möglichst effektiven Einsatz der zur Verfügung stehenden Ressourcen (Korf 2001).

Mittelfristig (ab 2003) war die Einführung eines Risikopools vorgesehen, in dem Behandlungskosten ab einem Schwellenwert zu 60 % von der Kassengemeinschaft getragen werden. Langfristig (ab 2007) waren die Einführung eines morbiditätsorientierten RSA und die Umstellung des Risikopools auf einen Hochrisikopool vorgesehen (Kasper 2002).

Am 10. Dezember 2001 wurde das Gesetz fertig gestellt und am 14. Dezember im Bundesgesetzblatt verkündet. Der weitere Zeitplan sah vor, dass das BMG bis zum 31. Mai 2004 die Details zur Umsetzung der Vorgaben zur Erfassung der Morbiditäten durch Rechtsverordnung und anschließender Zustimmung des Bundesrates regelt (Gesetz zur Reform des Risikostrukturausgleichs in der Gesetzlichen Krankenversicherung 2001).

6. Aktuelle Reform des Risikostrukturausgleichs

Anfang des Jahres 2006 verdichteten sich zunächst die Zeichen, dass die geplante Einführung des morbiditätsorientierten RSA zum 1. Januar 2007 nicht einzuhalten sei. Aufgrund der fortgeschrittenen Zeit und der noch durchzuführenden Arbeiten an einer geeigneten Erfassung der Morbidität, wurde als neuer Zeitpunkt der 1. Januar 2009 vorgesehen (Entwurf eines Gesetzes zur Änderung des Vertragsarztrechts und anderer Gesetze 2006).

Im Sommer 2006 wurde schließlich die Weiterentwicklung des RSA vorangetrieben. Ein zentrales Regierungsvorhaben der Regierungskoalition aus CDU, CSU und SPD, die Gesundheitsreform, enthielt wichtige Punkte zur zukünftigen Verfahrensweise. Als zentraler Baustein der Reform gilt die Umstellung der Finanzierung der GKV. Mit der Veränderung des Finanzierungssystems auf einen Gesundheitsfonds soll die Beitragserhebung an die der übrigen gesetzlichen Sozialversicherungen angepasst werden. Zukünftig zahlen alle Versicherten einen einheitlichen Beitragssatz. Neben einigen weiteren Änderungen im Vergleich zum Status Quo wurde die Einführung eines morbiditätsorientierten RSA für den Jahreswechsel 2008/2009 verabredet. Ab diesem Zeitpunkt sollen die GKV-Versicherten mittels Morbiditätsgruppen klassifiziert werden. Werden im bisherigen Verfahren der Gesundheitszustand und der Versorgungsbedarf nur ungenügend berücksichtigt, sind zukünftig Morbiditäten im Ausgleich mit einbezogen. Eine Krankenkasse erhält demnach für ihre Versicherten aus dem Gesundheitsfonds die bundesweit einheitliche Grundpauschale plus ein Zu- oder Abschlag zum Ausgleich des nach Alter, Geschlecht und Krankheit unterschiedlichen Versorgungsbedarfs. Die Morbiditätszuschläge sollen sich an 50 bis 80 schwerwiegenden Krankheiten orientieren. Bisher ist dem Entwurf der Bundesregierung nach, eine schwerwiegende Krankheit, eine Krankheit bei der »[…] die durchschnittlichen Leistungsausgaben je Versicherten die GKV-weiten durchschnittlichen Leistungsausgaben je Versicherten um mindestens 50 v. H. überschritten werden […]« (Entwurf eines Gesetzes zur Stärkung des Wettbewerbes in der Gesetzlichen Krankenversicherung 2006: 459).

Die zukünftige direkte Berücksichtigung der Morbidität ist prinzipiell zu begrüßen, jedoch ist die geplante Ausgestaltung der Morbiditätserfassung kritisch zu sehen. Einer Stellungnahme des AOK-Bundesverbandes, der Knappschaft und der See-Krankenkasse (2006) nach ist die Zielerreichung, also die Erfassung der Morbidität in der GKV (a) mit der Begrenzung auf 50 bis 80 Krankheiten, (b) der Einführung eines Ausgabenschwellenwertes von 50 v. H. oberhalb der Durchschnittsausgaben je Versicherten bei der Auswahl von Krankheiten und (c) mit der Bestimmung einer Konvergenzphase zur Begrenzung der Transfers zwischen den Ländern gefährdet. Darüber hinaus sind diese Punkte im Gegensatz zur Rechtssprechung des Bundesverfassungsgerichts, das in den letzten Jahren einige grundsätzliche Urteile zum RSA gesprochen hat, zu sehen. Demnach sei die konsequente Weiterentwicklung des Verfahrens hin zur direkten Morbiditätsorientierung zwingend erforderlich; weiterhin sei der Einführung von Regionalfaktoren und Transferobergrenzen eine Absage zu erteilen. Kritiker sehen in der geplanten Erfassung der Morbidität einen Widerspruch zu Vorgaben der Richter. Die vorgesehene Beschränkung auf 50 bis 80 Krankheiten sei nicht verständlich und schwer begründbar. Zudem widerspreche sie der Forderung nach einem Verzicht auf Transferobergrenzen. Die vorgesehene Konvergenzklausel sei nur mit einem enormen Aufwand an Bürokratie durchführbar und verstoße weiterhin gegen dir Forderung, keine Regionalfaktoren in den RSA einzubinden. Dieses Paket an Maßnahmen trage entscheidend zur Verringerung der Zielgenauigkeit bei. Ferner seien die Regelungen zum Teil unbestimmt und missverständlich. Unter der Annahme, dass der politisch gefundene Kompromiss der Großen Koalition beibehalten werde, forderten daher der AOK-Bundesverband, die Knappschaft und die See-Krankenkasse unter anderem folgende Änderungen im vorliegenden Gesetzesentwurf: (1.) die Konkretisierung des Begriffs »Krankheit«, (2.) die Präzisierung des 50 v. H.-Schwellenwertes, (3.) die Vorgabe eines gestuften Auswahlverfahrens (Filterung der relevanten Morbiditätsmerkmale), und (4.) den Verzicht auf die vorgesehene Konvergenzklausel.

7. Fazit und Ausblick

Aus heutiger Sicht kann die Einführung des RSA nur befürwortet werden. War seine bloße Existenz im Vorfeld des Gesundheitsstrukturgesetzes noch Anlass für kontroverse Diskussionen, so ist er aus dem heutigen System nicht mehr wegzudenken. Durch die zunehmende Entmischung der Risiken nach der Einführung der freien Kassenwahl hätten sich die Beitragssatzunterschiede ohne RSA weiter vergrößert. Die Zunahme des Transfervolumens und die Betrachtung der Entwicklung der »Ur-Beitragssätze« haben dies verdeutlicht. Solange ein solidarischer Wettbewerb innerhalb der GKV das gesetzte Ziel ist, wird eine Art von Ausgleichsmechanismus notwendig sein.

Dennoch hat der bestehende RSA aufgrund seiner Konstruktion Defizite, die Raum für Selektionsstrategien eröffnen. Er blendet bei der Beitragsbedarfszuweisung den Umstand einer Krankheit aus. Für Krankenkassen ist es daher unattraktiv, sich um die Versorgung chronisch Kranker zu bemühen, da eine optimale Versorgung der chronisch Kranken eine Magnetfunktion ausüben und zu stärkeren finanziellen Belastungen führen könnte. Die aktuell eingesetzten soziodemographischen Faktoren haben sich als unzureichend erwiesen.

Mit dem Entwurf des GKV-Wettbewerbsstärkungsgesetz und der darin enthaltenen Neuregelung des RSA geht der Gesetzgeber den Weg der direkten Morbiditätsorientierung. Damit folgt er den Gutachten von Sachverständigen und möchte die unerwünschten Effekte der aktuellen Regelung vermeiden. Inwiefern die gewählte Methode der Erfassung der Morbidität zur Zielerreichung beiträgt wird bis zur Einführung Gegenstand von Diskussionen sein.

Korrespondenzadresse:
Patrick Pichutta
Diplom-Betriebswirt (FH), Master of Science
E-Mail: patrick_pichutta@email.de

Anmerkung

1 Junge und gut verdienende Menschen wurden zu Beginn des Mitgliederwettbewerbes als gute Risiken bezeichnet. In den nachfolgenden Jahren wurde ein positiver Deckungsbeitrag eines Versicherten als Grundlage für die Einstufung als ein gutes Risiko angesehen. Zwischenzeitlich ist die Definition von guten Risiken von den kassenindividuellen Umständen abhängig (Wille/Resch 2005).

Literatur

AOK-Bundesband/Knappschaft/Seekrankenkasse: Konsequenter Wettbewerb um Qualität und Wirtschaftlichkeit durch einen zielgenauen morbiditätsorientierten Risikostrukturausgleich (Morbi-RSA), (14) Ausschuss für Gesundheit, Ausschussdrucksache 0129(23), Eingang am 02.11.2006, Bonn: AOK-Bundesverband, 02.11.2006

Becker-Berke, Stephanie/Lautwein-Reinhard, Birgit.: Stichwort: Gesundheitswesen: ein Lexikon für Einsteiger und Insider, 2. Auflage, vollständig überarbeitet, Bonn: KomPart Verlagsgesellschaft, 2004

Breyer, Friedrich/Kifmann, Mathias: Optionen der Weiterentwicklung des Risikostrukturausgleichs in der GKV, DIW Diskussionspapiere: Diskussionspapier Nr. 236, Berlin, Januar 2001, Internet-Ressource, Zugriff: 31.12.2006, http://www.diw.de/deutsch/produkte/publikationen/diskussionspapiere/docs/papers/dp236.pdf

Bundesversicherungsamt: Wie funktioniert der Risikostrukturausgleich?, Bundesversicherungsamt, Referat VII 2 – Risikostrukturausgleich: Jahresausgleich und Weiterentwicklung, Bonn, Internet-Ressource, Zugriff: 31.12.2006, http://www.bundesversicherungsamt.de/Fachinformationen/Risikostrukturausgleich/Informationen/Wie-funktionert-RSA.pdf

Der Risikostrukturausgleich in der GKV

Cassel, Dieter/Janßen, Johannes: GKV-Wettbewerb ohne Risikostrukturausgleich? Zur wettbewerbssichernden Funktion des RSA in der Gesetzlichen Krankenversicherung, in: Knappe, Eckhard (Hrsg.), Wettbewerb in der Gesetzlichen Krankenversicherung: Tagungsband des Gesundheitsökonomischen Ausschusses, Verein für Socialpolitik / Gesundheitsökonomischer Ausschuss, 1. Auflage, Baden-Baden: Nomos, 1999, 11-49

Daubenbüchel, Rainer: Weiterentwickeln, nachhaltig stabilisieren und nicht überfordern, Empfehlungen der durchführenden Behörde für die anstehende RSA-Reform, in: Forum für Gesundheitspolitik, Bonn: L-et-V-Verlag, 7. Jahrgang, März/April 2001, 102-107

Deutscher Bundestag [1999a]: 14. Wahlperiode, Entschließungsantrag der Fraktionen SPD und BÜNDNIS 90/DIE GRÜNEN zu der vereinbarten Debatte der Finanz- und Gesundheitspolitik, Drucksache 14/2356, 15. September 1999, Internet-Ressource, Zugriff: 31.12.2006, http://dip.bundestag.de/btd/14/023/1402356.pdf

Deutscher Bundestag [1999b]: Stenographischer Bericht, 79. Sitzung, Berlin, Donnerstag, den 16. Dezember 1999, Plenarprotokoll 14/79 S. 7274D-7290A, Internet-Ressource, Zugriff: 31.12.2006, http://dip.bundestag.de/btp/14/14079.pdf

Entwurf eines Gesetzes zur Änderung des Vertragsarztrechts und anderer Gesetze – Vertragsarztänderungsgesetz (VÄndG), Drs 353/06, Internet-Ressource, Zugriff: 31.12.2006, http://www.bmg.bund.de/cln_040/nn_603214/SharedDocs/Gesetzestexte/Entwuerfe/VAendG,templateId=raw,property=publicationFile.pdf/VAendG.pdf

Entwurf eines Gesetzes zur Stärkung des Wettbewerbes in der Gesetzlichen Krankenversicherung – GKV-Wettbewerbsstärkungsgesetz (GKV-WSG), Internet-Ressource, Zugriff: 31.12.2006, http://www.bmg.bund.de/cln_040/nn_603214/SharedDocs/Gesetzestexte/Entwuerfe/Entw-GKVWSG,templateId=raw,property=publicationFile.pdf/Entw-GKVWSG.pdf

Fehr, Hans: Der Risikostrukturausgleich (RSA) in der GKV,), Internet-Ressource, Zugriff: 18. April 2006, Kapitel 7 (http://www.wifak.uni-wuerzburg.de/wilan/wifak/vwl/fiwi/lehre/ss03/fiwi/fiwi3 /fiwi3kap7.pdf) des Skriptes zur Vorlesung Finanzwirtschaft III (12 521): Theorie der Sozialpolitik (http://www.wifak.uni-wuerzburg.de/fiwi/lehre/ ss03/fiwi/fiwi3.htm

Gesetz zur Reform des Risikostrukturausgleichs in der Gesetzlichen Krankenversicherung vom 10. Dezember 2001 (BGBl I, 3465)

Glanz, Alexander: Der Risikostrukturausgleich auf dem Prüfstand, in: Arbeit und Sozialpolitik: eine unabhängige Zeitschrift, Baden-Baden: Nomos, Heft 5-6, Mai/Juni 2000, 54. Jahrgang, 35-47

Holzmann, Bodo/Bertele, Barbara: Der Risikostrukturausgleich, Zur Effektivität und Effizienz des Umverteilungssystems, in: Klusen, Norbert/Straub, Christoph/Meusch, Andreas (Hrsg.), Steuerungswirkungen des Risikostrukturausgleichs, Norbert Klusen (Hrsg.), 1. Auflage, Baden-Baden: Nomos, 2005, 89-102

IGES/Cassel, Dieter/Wasem, Jürgen [2001a]: Zur Wirkung des Risikostrukturausgleichs in der Gesetzlichen Krankenversicherung, Eine Untersuchung im Auftrag des Bundesministeriums für Gesundheit, Endbericht, Bonn, 2001, Internet-Ressource, Zugriff: 31.12.2006, http://www.iges.de/e1788/e1818/e1834/RSA-Gutachten2001_ger.pdf

IGES/Wasem, Jürgen/Cassel, Dieter/Lauterbach, Karl W./Wille, Eberhard [2001b]: Konsenspapier IGES/Wasem/Cassel und Lauterbach/Wille, 26. Februar 2001, Internet-Ressource, Zugriff: 31.12.2006, http://www.uni-essen.de/fb5/medizinmanagement/Lehrstuhl/Download/konsenspapier%2026%2002%2001.pdf

Kasper, Stefanie: Der Risikostrukturausgleich in der gesetzlichen Krankenversicherung, Weiden/Regensburg: eurotrans-Verlag, 2002 (Schriften zur Sozialpolitik; Bd. 10)

Korf, Claudia: Am Anfang war das Wort... vom Konsens, Zur Reform des Risikostrukturausgleichs (RSA) in der GKV, in: Arbeit und Sozialpolitik: eine unabhängige Zeitschrift, Baden-Baden: Nomos, Heft 7-8, Juli/August 2001, 55. Jahrgang, 26-31

Lauterbach, Karl W./Wille, Eberhard: Modell eines fairen Wettbewerbs durch den Risikostrukturausgleich, Endgutachten, Gutachten im Auftrag des Verbandes der Angestellten-Krankenkassen e.V. (VdAK), des Arbeiter-Ersatzkassenverbandes-Verbandes (AEV), des AOK-Bundesverbandes (AOK-BV) und des IKK-Bundesverbandes (IKK-BV), Institut für Gesundheitsökonomie und Klinische Epidemiologie der Universität zu Köln, Köln, Lehrstuhl für Volkswirtschaftslehre, Universität Mannheim, Mannheim, 2002, Internet-Ressource, Zugriff: 31.12.2006, http://www.medizin.uni-koeln.de/kai/igmg/endgutachten_rsa.pdf

Paquet, Robert: Kontroversen, Kompromisse und »Konsense«, Die RSA-Gutachten im politischen Verdauungsprozess, in: Forum für Gesundheitspolitik, Bonn: L-et-V-Verlag, 7. Jahrgang, März/April 2001, 130-135

Rosenbrock, Rolf/Gerlinger, Thomas: Gesundheitspolitik – Eine systematische Einführung, 1. Auflage, Bern/Göttingen/Toronto/Seattle: Huber, 2004

Schawo, Dorothee/Paulus, Timm: Grundlohnausgleich, Endlich aufs Ganze gehen, in: Zehn Jahre Risikostrukturausgleich, Wider den Wildwuchs im Wettbewerb, Gesundheit und Gesellschaft: G+G, das AOK-Forum für Politik, Praxis und Wissenschaft, AOK-Bundesverband (Hrsg.), Remagen: KomPart Verlagsgesellschaft, Spezial 2/04, 7. Jahrgang, 11

Schneider, Werner: Der Risikostrukturausgleich in der gesetzlichen Krankenversicherung unter Mitarbeit von Gerhard Vieß, Till Heidermann, Constanze Wilhelms, Berlin: Erich Schmidt, 1994

Schneider, Werner: Status Quo – Das Ziel nicht aus den Augen verlieren, in: Gesundheit und Gesellschaft: G+G, das AOK-Forum für Politik, Praxis und Wissenschaft, AOK-Bundesverband (Hrsg.), Remagen: KomPart Verlagsgesellschaft, Spezial 2/04, 7. Jahrgang, 6-7

Sell, Stefan: Disease-Management-Programme – von der Idee zum Gesetz, in: Tophoven, Christina/Sell, Stefan (Hrsg.), Disease-Management-Programme, Die Chance nutzen, Deutscher Ärzte-Verlag: Köln, 2005, 1-18

VdAK/AEV: Risikostrukturausgleich 2004/2005, Zahlen, Fakten, Hintergründe; Verband der Angestellten Krankenkassen e.V. (AEV) und AEV – Arbeiter- und Ersatzkassen e.V. (Hrsg.), Siegburg, 4. Auflage, 2005

Weller, Michael: Startschuss für die Reform, in: Gesundheit und Gesellschaft: G+G, das AOK-Forum für Politik, Praxis und Wissenschaft, AOK-Bundesverband (Hrsg.), Remagen: KomPart Verlagsgesellschaft, 5/01, 4. Jahrgang, 14-15

Wille, Eberhard/Resch, Stefan: Risikoselektion trotz Risikostrukturausgleich?, in: Klusen, Norbert/Straub, Christoph/Meusch, Andreas (Hrsg.), Steuerungswirkungen des Risikostrukturausgleichs, Norbert Klusen (Hrsg.), 1. Auflage, Baden-Baden: Nomos, 2005, 13-36

Michael Simon

Das deutsche DRG-Fallpauschalensystem: Kritische Anmerkungen zu Begründungen und Zielen

Einleitung

Der Krankenhausbereich befindet sich gegenwärtig in einer Phase der Umstellung auf ein umfassendes Fallpauschalensystem. Die Umstellung hat 2004 begonnen und soll bis Ende 2008 abgeschlossen sein. Wurden die Krankenhausentgelte früher auf Grundlage der jeweiligen krankenhausspezifischen Selbstkosten kalkuliert, so sollen ab 2009 für jede Fallgruppe landesweit einheitliche Preise gezahlt werden. Seit 2005 erfolgt eine schrittweise Anpassung der krankenhausspezifischen Vergütungen an landesweit einheitliche Fallpauschalen, mit der Folge, dass die Vergütungen für Krankenhäuser mit überdurchschnittlichen Fallkosten abgesenkt werden und die für Krankenhäuser mit unterdurchschnittlichen Fallkosten angehoben. Die einen sind ›Verlierer‹, die anderen ›Gewinner‹ der Umstellung.

Durch diese Reform haben sich bereits in zahlreichen Krankenhäusern zum Teil dramatische Veränderungen ergeben. Hauptleittragende scheinen bislang die Beschäftigten in ›Verliererkrankenhäusern‹ zu sein. Um ein voraussehbares Defizit durch Budgetkürzungen aufzufangen, wurden vielfach Stellen abgebaut; Krankenhäuser traten aus den jeweiligen Arbeitgeberverbänden aus, um mit Hilfe von Haustarifverträgen Gehaltskürzungen durchsetzen zu können. Unbefristete Stellen werden zunehmend in befristete umgewandelt und Vollzeitstellen in Teilzeitbeschäftigungen. Um drohende Defizithaftungen für ihre Krankenhäuser zu verhindern, haben in den letzten Jahren zahlreiche öffentliche Träger ihre Kliniken an private Klinikketten verkauft. Beispiele, die auch bundesweite Aufmerksamkeit erregten, waren der Verkauf sämtlicher kommunaler Krankenhäuser Hamburgs und die Privatisierung der zuvor fusionierten Unikliniken Marburg und Gießen.

Die gegenwärtige Reform der Krankenhausfinanzierung ist der tief greifendste Eingriff in den Krankenhausbereich seit Bestehen der Bundesrepublik Deutschland. An seine Legitimation sind darum auch besondere Ansprüche zu stellen. Nicht nur die betroffenen Krankenhausbeschäftigten haben ein Recht, die Frage zu stellen: Warum das alles?

Auch die Öffentlichkeit muss sich diese Frage stellen, da die Krankenhausversorgung zentraler Bestandteil des Gesundheitswesens und von besonderer Bedeutung für die medizinische Versorgung der Gesellschaft ist. Aus Sicht der Öffentlichkeit steht sicherlich die Frage nach den Auswirkungen auf die Qualität der Versorgung im Mittelpunkt. In einem personalintensiven Dienstleistungsbetrieb, wie es das Krankenhaus ist, wird die Versorgungsqualität ummittelbar von der Situation des Personal beeinflusst. Nicht nur die Qualifikation des Personals ist von außerordentlicher Bedeutung hierfür, sondern vor allem auch dessen Anzahl. Wenn nun aber – wie erwähnt – ein deutlicher Personalabbau und eine erhebliche Verschlechterung der Arbeitsbedingungen in Krankenhäusern erfolgt, so sollte dies insbesondere die für diese Reform Verantwortlichen beunruhigen. Dem ist jedoch nicht so. Die Bundesregierung zeigte von Anfang an ein Desinteresse an den Auswirkungen der Reform, erkennbar unter anderem auch daran, dass es keine unabhängige wissenschaftliche Begleitforschung und Evaluation im Auftrag der Bundesregierung gibt. Dass es überhaupt Forschung zu den Auswirkungen des DRG-Systems gibt, ist vor allem auf unabhängige wissenschaftliche Initiative zurückzuführen (vgl. u. a. Braun/Müller 2006; Braun/Müller/Timm 2004; Buhr/Klinke 2006).

Der folgende Beitrag hinterfragt die Legitimation und die Ziele dieses Eingriffs in das System der Krankenhausversorgung. Dazu werden im ersten Teil des Beitrages die entsprechenden Passagen aus den amtlichen Begründungen der beiden maßgeblichen Gesetze mit Daten konfrontiert, um zu zeigen, dass die von der Bundesregierung und dem BMG angeführten Begründungen einer kritischen Prüfung nicht standhalten.

Der zweite Teil befasst sich mit den vom BMG angegebenen Zielen der Reform und geht der Frage nach, ob die angegebenen Ziele überhaupt mit dem DRG-System erreicht werden können. Auch dieses Ergebnis fällt negativ aus: Mit DRG-Fallpauschalen kann weder eine bedarfsgerechte Steuerung der Versorgung erreicht werden, noch handelt es sich bei ihnen um ein leistungsgerechtes Vergütungssystem.

Die Einführung eines deutschen DRG-Systems:
Begründungen und Ziele

Eine tief greifende Reform der Krankenhausfinanzierung, wie sie gegenwärtig vollzogen wird, ist in besonderem Maße begründungsbedürftig. Durch die entsprechenden politischen Entscheidungen sind nicht nur die Arbeitsbedingungen von ca. 1 Mio. Beschäftigten im Krankenhausbereich betroffen, sondern auch die Versorgungsbedingungen für die

Das deutsche DRG-Fallpauschalensystem

jährlich ca. 17 Mio. in Allgemeinkrankenhäusern behandelten vollstationären Patienten. Im folgenden sollen darum die zentralen Begründungen der Reform kritisch hinterfragt werden. Ausgangspunkt werden die betreffenden Passagen in den amtlichen Begründungen der beiden für das DRG-System wichtigsten Gesetze sein: des GKV-Gesundheitsreformgesetzes 2000 und des Fallpauschalengesetzes 2002. Mit dem GKV-Gesundheitsreformgesetz 2000 wurde die Grundsatzentscheidung für die Umstellung der Krankenhausfinanzierung auf ein international bereits eingesetztes DRG-System getroffen, und das Fallpauschalengesetz 2002 schuf das dazu gehörige Gesamtregelwerk, in dessen Mittelpunkt das Krankenhausentgeltgesetz steht.

Zunächst werden die in den Gesetzentwürfen enthaltenen Aussagen vorgestellt und im Anschluss die darin enthaltenen Kernaussagen herausgefiltert. Es bleibt noch anzumerken, dass es sich dabei nicht um singuläre und untypische Aussagen handelt. Die hier zitierten Überzeugungen und Darstellungen lassen sich auch in zahlreichen Veröffentlichungen des BMG sowie der im BMG für die Krankenhausfinanzierung zuständigen Fachbeamten wieder finden (vgl. u.a. Baum/Tuschen 2000; Tuschen 2002; Tuschen/Trefz 2004: 105).[1] Insofern können die Zitate als repräsentativ für Grundüberzeugungen des BMG und der Gesundheitspolitik auf Bundesebene gelten.

Zur Begründung und zu den Zielen des DRG-Systems wird im GKV-Gesundheitsreformgesetz 2000 festgestellt:

»Problematisch sind auf der Basis der Finanzdaten des 1. Quartals 1999 die aktuellen Steigerungsraten im Krankenhausbereich (...) Sie verdeutlichen auch den dringenden Bedarf, im Rahmen der Strukturreform 2000 den Krankenhausbereich in die Gesamtverantwortung zur Sicherung der Beitragssatzstabilität stärker einzubinden und durch ein ganzes Bündel von Maßnahmen die Wirtschaftlichkeit der stationären Versorgung zu verbessern« (BT-Drs. 14/1245: 54).

»Mit diesem Gesetz werden weitreichende Strukturveränderungen im Krankenhausbereich und eine Reduzierung der Bettenzahlen angestrebt. Sie sind Voraussetzung dafür, daß die Beitragssätze in der Gesetzlichen Krankenversicherung in Zukunft stabil gehalten werden können (...) Von den Krankenhäusern und deren Beschäftigten müssen zum Teil erhebliche Veränderungen und Flexibilität erwartet werden« (BT-Drs. 14/1245: 113).

Im Fallpauschalengesetz 2002 wird zu Begründungen und Zielen des DRG-Systems ausgeführt:

»Das neue Entgeltsystem soll das Leistungsgeschehen im Krankenhausbereich transparenter machen, die Wirtschaftlichkeit fördern und die im System tagesgleicher Pflegesätze angelegten Fehlanreize insbesondere zur Verlängerung der Verweildauer beseitigen« (BT-Drs. 14/6893: 26).

Es soll dazu beitragen, dass die Ressourcen »bedarfsgerechter und effizienter eingesetzt werden« (ebd.).

»Die leistungsorientierte Vergütung der Krankenhäuser wird zu mehr Wettbewerb und zu einer stärker am tatsächlichen Bedarf orientierten Entwicklung der Leistungsstrukturen und Leistungskapazitäten führen« (ebd.).

Ziel sei eine »am medizinischen Bedarf orientierte Entwicklung der Gesamtausgaben«, die auf »das Erfordernis der Beitragssatzstabilität in der Krankenversicherung Rücksicht nimmt« (ebd.).

Aus diesen Passagen lassen sich folgende zentrale Begründungen für die gesetzgeberischen Interventionen herausfiltern:
– Problematische Steigerungsraten der Krankenhausausgaben gefährden die Beitragssatzstabilität in der GKV und erfordern eine stärkere Einbindung des Krankenhausbereichs in die Verantwortung für die Beitragssatzstabilität in der GKV.
– Die Wirtschaftlichkeit im Krankenhausbereich ist nicht ausreichend, und Ressourcen werden nicht hinreichend bedarfsgerecht und effizient eingesetzt.

Als Ziele für die Einführung eines DRG-Systems sind in den zitierten Passagen enthalten:
– Ziel 1: Begrenzung der Krankenhausausgaben, um Beitragssatzstabilität in der GKV zu erreichen beziehungsweise zu sichern.
– Ziel 2: Bedarfsgerechtere und effizientere Verteilung von Ressourcen zur Schaffung bedarfsgerechter Leistungsstrukturen.

Bei genauer Betrachtung ist in der Begründung des GKV-Gesundheitsreformgesetz 2000 Ziel 2 ein Hilfsziel zur Erreichung von Ziel 1. Zwei Jahre später rückt das erste Ziel dagegen etwas in den Hintergrund und Ziel 2 wird mit einer gewissen Eigenständigkeit stärker betont. Dies dürfte aber vor allem darauf zurückzuführen sein, dass das Fallpauschalengesetz 2002 quasi eine Art ›Ausführungsgesetz‹ zum GKV-Gesundheitsreformgesetz 2000 war und ausschließlich die Reform der Krankenhausfinanzierung zum Ziel hatte.

Im Folgenden soll nun kritisch hinterfragt werden, ob und in wie weit die zitierten Begründungen tragfähig und die genannten Ziele mit dem DRG-System erreichbar sind. Zunächst wird auf die Entwicklung der Krankenhausausgaben und deren Bedeutung für die Beitragssatzstabilität in der GKV eingegangen und anschließend auf die Eignung des gegenwärtigen DRG-Systems für die Erreichung der genannten Ziele.

Entwicklung der Krankenhausausgaben und ihre Bedeutung für die Beitragssatzstabilität in der GKV

Seit mehr als zwei seit Jahrzehnten werden Reformen der Krankenhausfinanzierung immer wieder mit einer weitgehend gleichen Feststellung begründet: Zu hohe Steigerungsraten der Krankenhausausgaben in einer vorangegangenen Periode hätten die Beitragssatzstabilität der GKV gefährdet (vgl. Simon 2000). Die Grundlogik lautet: Steigen die GKV-Ausgaben stärker als die Krankenkasseneinnahmen bzw. die beitragspflichtigen Einnahmen der Krankenkassenmitglieder, gefährden die Krankenhäuser die Beitragssatzstabilität der GKV. Gern wird in diesem Zusammenhang den Krankenhausausgaben das wertende Adjektiv ›überproportional‹ vorangestellt. Dies wirft die Frage auf, was als Maßstab für Proportionalität gelten soll. Als Maßstab für die Beurteilung der ›Proportionalität‹ von Gesundheitsausgaben wird international üblicherweise der prozentuale Anteil der Gesundheitsausgaben am Bruttoinlandsprodukt verwendet. Legt man diesen Maßstab an, so zeigt sich, dass die Entwicklung der Krankenhausausgaben weder in der alten Bundesrepublik Deutschland noch im vereinten Deutschland Ursache der regelmäßig wiederkehrenden Finanzierungsprobleme der GKV sein können.

Abbildung 1: Ausgaben für Krankenhäuser in Prozent des Bruttoinlandsprodukts. Alte Bundesrepublik Deutschland.

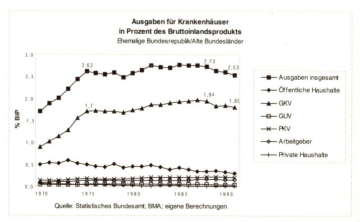

In der alten Bundesrepublik hat es seit 1975 keine nennenswerte Erhöhung des Anteils der Krankenhausausgaben insgesamt gegeben (Abb. 1). Feststellbar ist allerdings ein Anstieg der GKV-Ausgaben für Krankenhausbehandlung von 1,71 % des BIP im Jahr 1975 auf 1,94 % im Jahr 1988. Dies ist vor allem auf den Rückzug der öffentlichen Haushalte (Länder und Gemeinden) aus der Krankenhausfinanzierung zurückzuführen. Gut erkennbar ist, dass sich die öffentlichen Haushalte zu Lasten der GKV von Krankenhauskosten entlastet haben. Erreicht wurde dies vor allem durch die Reduzierung von Betriebszuschüssen der öffentlichen Krankenhausträger und eine seit Anfang der 1980er zu verzeichnende relative und in den 1990er Jahren auch absolute Reduzierung der staatlichen Investitionsförderung. Durch die erste Maßnahme wurden Betriebskostenanteile, die zuvor die Kommune oder das Land getragen hatte, auf die Krankenkassen verlagert. Durch die unzureichende Investitionsförderung entstanden Investitionsdefizite, mit der Folge, dass in vielen Krankenhäusern dringend notwendige Modernisierungen nicht durchgeführt werden konnten. Überalterte Bausubstanzen und Baustrukturen wiederum erhöhen die Betriebskosten, die nach der Systematik des KHG von den Krankenkassen zu tragen sind. Hierzu muss festgehalten werden, dass die öffentliche Investitionsförderung Teil der dualen Krankenhausfinanzierung ist und die Länder seit Inkrafttreten des Krankenhausfinanzierungsgesetzes 1972 hierzu gesetzlich verpflichtet sind.[2] Allerdings gibt das Gesetz nicht vor, wie hoch die Investitionsförderung zu sein hat.

Der deutliche Anstieg der Ausgaben für Krankenhäuser vor 1975 erfolgte auf Grundlage eines breiten gesellschaftlichen und politischen Konsens (Simon 2000: 69 ff.). In den 1950er und 1960er Jahren waren notwendige Modernisierungen auf Grund einer vollkommen unzureichenden Krankenhausfinanzierung unterblieben. Erklärtes Ziel des Krankenhausfinanzierungsgesetzes 1972 war es, das Geld für überfällige Modernisierungen und notwendige Verbesserungen der Personalausstattung bereitzustellen, um so den Standard deutscher Kliniken auf ein international vergleichbares Niveau zu heben. Dies erfolgte ausdrücklich auch mit Zustimmung der Krankenkassen (vgl. ebd.).

Auch nach der deutschen Einheit ist keine dramatische Entwicklung der Gesamtausgaben erkennbar (Abb. 2). Der leichte Anstieg in den Jahren 1993 bis 1995 ist auf mehrere Ausnahmen von der ab 1993 geltenden Budgetdeckelung zurückzuführen, die teilweise sogar einen über die vorherige Rechtslage hinausgehenden Anspruch auf Selbstkostendeckung brachten. Diese Ausnahmen waren Bestandteil des Gesundheitsstrukturgesetzes 1993 und wurden 1996 wieder gestrichen.

Das deutsche DRG-Fallpauschalensystem 47

Abbildung 2: Ausgaben für Krankenhäuser in Prozent des Bruttoinlandsprodukts. Deutschland.

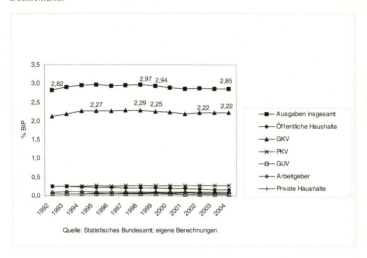

Quelle: Statistisches Bundesamt; eigene Berechnungen.

Auffällig ist die Entwicklung der öffentlichen Investitionsförderung. Sie ist nicht mehr nur – wie bereits in den 1980er Jahren in der alten BRD – relativ zu den Gesamtausgaben, sondern seit 1995 sogar absolut rückläufig (Tab. 1). Der stärkste Rückgang ist in den neuen Bundesländern zu verzeichnen. Dort wurde im Jahr 2005 nur noch 60 % der Fördersumme des Jahres 1995 gezahlt (DKG 2007a).

Die Kürzung der Investitionsförderung hat gravierende Auswirkungen auf die Fähigkeit insbesondere öffentlicher Kliniken, längst überfällige Modernisierungen und andere Investitionen durchzuführen. Während private Krankenhäuser ihren Finanzbedarf für Investitionen über den Kapitalmarkt oder durch Kreditaufnahme decken können, steht dieser Weg öffentlichen Kliniken, insbesondere wenn sie als Regiebetriebe geführt werden, nicht offen. Die aus unterbliebenen Investitionen resultierenden höheren Betriebskosten können unter den neuen Rahmenbedingungen des DRG-Systems nicht mehr über höhere Pflegesätze ausgeglichen werden. Sie erhöhen somit das Risiko der Kostenunterdeckung durch überdurchschnittliche Betriebskosten, beispielsweise auf Grund ungünstiger baulicher Strukturen. Nicht von ungefähr ist das Problem der Finanzierung überfälliger Investitionen einer der Hauptgründe für den Verkauf öffentlicher Kliniken an private Klinikketten. Prominentestes Beispiel aus neuerer Zeit ist sicherlich der in erster Linie aus diesem Grund erfolgte Verkauf der Universitätskliniken Marburg/Gießen an die Rhön-Klinikum AG. Das Land Hessen sah sich nicht in der Lage, die erforderlichen ca. 200 Mio. Euro Investitionsmittel insbesondere für die Uniklinik Gießen aufzubringen und machte die Zusage, dass diese Mittel vom Käufer in den nächsten Jahren investiert werden, zur Voraussetzung für den Verkauf.

Es kann somit festgehalten werden: Die Entwicklung der Gesamtausgaben für die Krankenhausversorgung bot keinen Anlass und keine hinreichende Begründung für einen so gravierenden Einschnitt, wie es die Einführung des DRG-Systems darstellt.

Tabelle 1: Ausgaben für Krankenhäuser nach Finanzierungsträgern.

	1992	1995	2000	2004	1992-2004 in Mio. Euro	in %
Ausgaben insgesamt						
in Mio. Euro	46457	54828	59805	63219	16761	36,1
in % des BIP	2,82	2,97	2,90	2,85		
Ausgaben nach Finanzierungsträgern						
Öffentliche Haushalte	4247	4260	4030	3464	-784	-18,5
davon						
Investitionsförderung nach KHG	3824	3756	3378	2787	-1038	-27,1
Laufende Betriebsausgaben	423	504	652	677	254	60,0
Gesetzliche Krankenversicherung	34948	41928	46008	49157	14209	40,7
Private Krankenversicherung	4096	4944	5514	6053	1957	47,8
Gesetzliche Unfallversicherung	731	804	825	819	88	12,0
Arbeitgeber	1673	1826	2033	2167	494	29,5
Private Haushalte [1]	762	1066	1395	1559	797	104,6

1) einschl. privater Organisationen ohne Erwerbszweck (Wohlfahrtsverbände, DRK etc.).
Quelle: Statistisches Bundesamt; DKG; eigene Berechnungen.

Dass die Haushalte der gesetzlichen Krankenversicherung seit Jahren immer wieder Defizite aufweisen, kann somit nicht auf die Entwicklung der Krankenhausausgaben zurückgeführt werden. Die Finanzprobleme der GKV haben bekanntermaßen eine andere Ursache: Ihre Einnahmegrundlage erodiert. Die Summe der beitragspflichtigen Einnahmen ihrer Mitglieder schrumpft relativ zur volkswirtschaftlichen Entwicklung

(Kühn 1995; SVRKAiG 2003). Entsprachen die beitragspflichtigen Einnahmen 1982 in der alten BRD noch 41,1 % des Bruttoinlandsprodukts, so fiel ihr Anteil bis 1990 auf 38,4 % des BIP (Abb. 3). Nach einem vorübergehenden Anstieg bis 1993 sank er im vereinten Deutschland weiter ab. Die Einbeziehung der Rentner ab dem Jahr 1996 führte zwar zu einer höheren Kennzahl, diese ist aber nur Ergebnis einer geänderten Abgrenzung, nicht eines realen Einnahmezuwachses. Die fallende Tendenz zeigt sich auch bei Einbeziehung der beitragpflichtigen Einnahmen der Rentner.

Wenn aber die schrumpfende Einnahmegrundlage Ursache der chronischen Finanzierungsprobleme der GKV ist, dann kann eine Reform der Krankenhausfinanzierung keine angemessene Therapie sein, denn sie setzt nicht an den Ursachen an. Die Lösung des Einnahmeproblems der GKV bedarf anderer Interventionen, und zwar solcher, die auf eine Verbreiterung und Verstetigung der Einnahmegrundlage der GKV zielen.

Abbildung 3: Entwicklung der Summe der beitragspflichtigen Einnahmen der GKV-Mitglieder (Grundlohnsumme). Angaben in Prozent des Bruttoinlandsprodukts. Bis 1995 ohne Rentner, ab 1996 mit Rentnern.

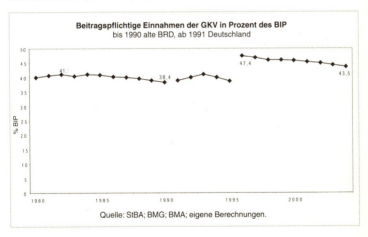

Natürlich könnte dem entgegengehalten werden, dass bei einer schrumpfenden Einnahmegrundlage auch eine Absenkung der Krankenhausausgaben zur Beitragssatzstabilität in der GKV führen kann. Ohne Zweifel. Aber dies müsste auch so formuliert werden und würde mit Sicherheit einen deutlich höheren Legitimationsaufwand erfordern. Denn damit würde anerkannt, dass nicht die Krankenhäuser und letztlich deren Beschäftigte für die Finanzprobleme der GKV verantwortlich sind, sondern andere Faktoren. Es wäre erheblich schwerer zu begründen, warum dann trotzdem von den Krankenhausbeschäftigten erhebliche Verschlechterungen ihrer Arbeitsbedingungen verlangt werden und das System der Krankenhausversorgung einer derart tief greifenden Reform unterworfen wird.

Es bleibt noch anzumerken, dass die in der Begründung des GKV-Gesundheitsreformgesetzes 2000 erwähnte problematische Steigerung der GKV-Ausgaben für Krankenhausbehandlung im 1. Quartal 1999 nicht Vorzeichen einer dramatischen Erhöhung der Gesamtausgaben für Krankenhäuser war. Im Gegenteil: Gemessen am BIP waren die Krankenhausausgaben der GKV 1999 gegenüber 1998 sogar rückläufig: sie gingen von 2,29 % des BIP im Jahr 1998 auf 2,25 % im Jahr 1999 zurück (Abb. 2). Auch über den Zeitraum 1995 bis 2004 betrachtet ergibt sich nicht nur keine dramatische Erhöhung der Krankenhausausgaben der GKV gemessen in Prozent des BIP, sondern sogar ein Rückgang von 2,27 % des BIP im Jahr 1995 auf 2,22 % im Jahr 2004. In Analogie zur Medizin kann somit festgehalten werden, der Intervention »Einführung eines DRG-Systems« liegt in diesem Punkt eine Fehldiagnose zu Grunde. Nicht die Ausgabenentwicklung ist das Problem, sondern die Einnahmeschwäche der GKV.

Es kann somit als Zwischenfazit festgehalten werden, dass es weder in der alten Bundesrepublik noch im vereinten Deutschland eine überproportionale Entwicklung der Ausgaben für Krankenhäuser gegeben hat. Gemessen in Prozent des Bruttoinlandsprodukts lagen die Ausgaben für Krankenhausversorgung seit 1975 in der alten Bundesrepublik Deutschland und nach Herstellung der deutschen Einheit in Deutschland auf weitgehend konstantem Niveau. Damit erweist sich die regierungsamtliche Begründung, die Entwicklung der Krankenhausausgaben hätte die Beitragssatzstabilität der GKV gefährdet und deshalb sei eine grundlegende Reform der Krankenhausfinanzierung notwendig geworden, als unhaltbar.

DRG-System: weder bedarfs- noch leistungsgerecht

Wie bereits erwähnt rückt in der Begründung des Fallpauschalengesetzes 2002 ein für die Krankenhauspolitik des Bundes relativ neues Ziel stärker in dem Vordergrund. Das DRG-System – so die Begründung im Gesetzentwurf – soll dazu beitragen, dass die Ressourcen »bedarfsgerechter und effizienter eingesetzt werden« (BT-Drs. 14/6893: 26). Der

Das deutsche DRG-Fallpauschalensystem

für das Recht der Krankenhausfinanzierung zuständige Referatsleiter im BMG, Karl-Heinz Tuschen, weist in seinem Standardkommentar zum Krankenhausentgeltgesetz darauf hin, das DRG-System sei ein ›leistungsgerechtes‹ Vergütungssystem, in dem das Prinzip ›Geld folgt Leistung‹ umgesetzt würde (Tuschen/Trefz 2004: 105). Während im früheren System tagesgleicher Pflegesätze die Pflegesätze nur die Funktion einer Abschlagszahlung auf das vereinbarte Budget hatten und unabhängig von den tatsächlich erbrachten Leistungen gezahlt wurden, werde im deutschen DRG-System eine leistungsbezogene Vergütung gezahlt, die je nach Art der Diagnose und erbrachten Leistungen unterschiedlich hoch ausfällt. Für schwere und behandlungsaufwändige Fälle werden höhere Fallpauschalen gezahlt als für leichte.

Das Argument einer leistungsgerechten Vergütung ist ein tragender Pfeiler zur Legitimation der Vergütungsreform, die sich in zahlreichen Publikationen des Krankenhausbereichs und der Gesundheitspolitik wieder findet und auch im Krankenhausmanagement weit verbreitet ist. Sie trägt sicherlich nicht unwesentlich dazu bei, dass in den Zeitschriften des Krankenhausmanagements keine Grundsatzkritik am DRG-System zu finden ist und sich die Deutsche Krankenhausgesellschaft für die Beibehaltung und Weiterentwicklung des DRG-Systems einsetzt (DKG 2007b). Wenn Kritik am DRG-System formuliert wird, dann nicht grundsätzlicher Art, sondern an Teilaspekten, die es zu verbessern gelte (vgl. v.a. Roeder 2003, 2004, 2005, 2006).

Zentrales Thema dieses Diskurses ist die unzureichende so genannte »Abbildungsqualität« der DRGs. Anfänglich wurden insbesondere die Leistungen der Universitätskliniken nicht ausreichend abgebildet, mit der Wirkung, dass besonders aufwändige Fälle der Hochleistungsmedizin zu niedrige Bewertungsrelationen erhielten. Das wiederum bedeutete für die betroffenen Kliniken, dass der Divisor für ihr Budget relativ niedrig ausfiel und sich daraus bei den meisten Unikliniken rechnerische durchschnittliche Fallkosten ergaben, die weit über den landesweiten Durchschnittskosten (Landesbasisfallwerten) lagen. Da die krankenhausspezifischen Basisfallwerte ab 2005 schrittweise an den jeweiligen Landesbasisfallwert angeglichen werden, sahen sich zahlreiche Universitätskliniken mit der Aussicht auf zum Teil dramatische Budgetkürzungen konfrontiert. Mittlerweile wurden in diesem Punkt deutliche Verbesserungen vorgenommen, wenngleich die »Abbildungsqualität« immer noch als nicht befriedigend eingeschätzt wird und weitere Differenzierungen vorzunehmen seien (Roeder 2006). Ebenso konfliktträchtig sind die Regelungen zur Vereinbarungen von Fallzahlen für das einzelne Krankenhaus, da die Fallzahlentwicklung in einem Fallpauschalensystem naturgemäß eine zentrale Bedeutung sowohl für Krankenhäuser als auch Kostenträger hat.

Grundsätzlich in Frage gestellt wird das DRG-System aber weder von den Krankenkassen noch den Verbänden der Krankenhausträger oder Organisationen des Krankenhausmanagements, und offenbar auch nicht von den Leitungen der Universitätskliniken. Die noch vorhandenen offensichtlichen Mängel werden von der Bundesregierung damit entschuldigt, dass es sich um ein »lernendes System« handle, das es kontinuierlich zu verbessern gelte (BT-Drs. 14/6893: 26).

Die Bewertung als leistungsgerechtes und dadurch auch bedarfsgerechtes Vergütungssystem wird vor allem darauf gestützt, dass die pauschalierten fallbezogenen Vergütungen in Abhängigkeit von der Fallschwere gezahlt werden. Die Fallschwere wird durch Bewertungsrelationen im Fallpauschalenkatalog abgebildet. Die Bewertungsrelationen haben die Funktion, den je nach Diagnosen und erbrachten Leistungen unterschiedlichen Ressourcenverbrauch in einer Zahl auszudrücken, die angibt, um wie viel ein bestimmter Fall (DRG) in der Versorgung aufwändiger oder weniger aufwändig ist als ein mit der Bewertungsrelation 1,0 gesetzter Durchschnittsfall.[3] Der tatsächlich gezahlte Preis, die DRG-Fallpauschale, ergibt sich durch die Multiplizierung der im Katalog ausgewiesenen Bewertungsrelation mit einem so genannten ›Basisfallwert‹ (der Eurobetrag für die Bewertungsrelation 1,0). Bis Ende 2008 werden noch krankenhausspezifische Basisfallwerte verwendet, die auf Grundlage der jeweiligen Kosten des einzelnen Krankenhauses ermittelt wurden. Seit 2005 werden diese krankenhausspezifischen Basisfallwerte allerdings in Jahresschritten an Landesbasisfallwerte angeglichen, die sich an den landesweiten Durchschnittskosten orientierten und in Verhandlungen zwischen der Landeskrankenhausgesellschaft auf der einen und der GKV und PKV auf der anderen Seite vereinbart werden. Ab 2009 sollen nur noch landesweit einheitliche Basisfallwerte für die Berechung der Fallpauschalen verwendet werden. Die krankenhausspezifischen Kosten spielen dann keine Rolle mehr.

Im Folgenden soll nun der Frage nachgegangen werden, ob das DRG-System tatsächlich als leistungsgerecht gelten kann und zu einer bedarfsgerechten Verteilung von Ressourcen führt. Die Begrifflichkeit ›bedarfsgerechte Verteilung von Ressourcen‹ kann im Zusammenhang der Krankenhausfinanzierung nur bedeuten, dass die Ressourcenverteilung im Krankenhausbereich entsprechend des Versorgungsbedarfs der Bevölkerung einer bestimmten Versorgungsregion erfolgt.[4] Dies zu erreichen, bietet das DRG-Fallpauschalensystem aber keinerlei Instrumentarium. Dafür ist es auch überhaupt nicht konstruiert, ebenso wenig wie irgend ein anderes DRG-System auf der Welt. DRG-Systeme sind Systeme der einzelfallbezogenen Vergütung von Krankenhausleistungen, nicht der bevölkerungs- oder versorgungsregionbezogenen Vergütung. Der Versorgungsbedarf der Bevölkerung geht weder im Verlauf der Preiskalkulation noch bei Auszahlung der Vergütung an irgend einer Stelle ein.

Im System der Krankenhausversorgung in Deutschland ist die Aufgabe der Erfassung des Bedarfs der Bevölkerung an Krankenhausleistungen zudem eindeutig der staatlichen Krankenhausplanung zugeordnet (§ 6 KHG). Die Bundesländer haben auf Grundlage einer eigenständigen Analyse des Versorgungsbedarfs Krankenhauspläne zu erstellen, in die alle als bedarfsgerecht und leistungsfähig eingestuften Krankenhäuser aufzunehmen sind.

Ohne Zweifel ist das gegenwärtige System der staatlichen Krankenhausplanung reformbedürftig und einige Länder haben auch bereits Veränderungen vorgenommen. An die Stelle der staatlichen Krankenhausplanung das gegenwärtige DRG-System setzen zu wollen und zu meinen, damit eine bessere und bedarfsgerechtere Verteilung von Ressourcen erreichen zu können, verkennt nicht nur den Zweck, sondern vor allem auch die Leistungsfähigkeit dieses Vergütungssystems.

Allerdings stellt die Einführung eines DRG-Systems für die Krankenhausplanung Daten in bisher nicht verfügbaren Umfang bereit, die die Länder auch zunehmend für ihre Krankenhausplanung nutzen bzw. sicherlich nutzen werden. Dieses sind aber Daten, die allein durch die Grundlage des Fallpauschalensystems, das Patientenklassifikationssystem, gewonnen werden. Es sind im Grunde verfeinerte und differenzierte Diagnose- und Leistungsdaten. Um diese Datengrundlage für eine verbesserte Krankenhausplanung zu erhalten, bedürfte es keines Vergütungssystems. Die Krankenhausplanung käme mit einem reinen Patientenklassifikationssystem aus, ohne jegliche ökonomische Bewertung, ohne die Bildung von Fallpauschalen.

Es bleibt noch festzuhalten, dass im DRG-System genau genommen auch noch nicht einmal der Versorgungsbedarf eines einzelnen Patienten erfasst oder dessen Befriedigung vergütet wird. In das EDV-Programm zur DRG-Gruppierung werden im Krankenhaus außer allgemeinen Patientendaten wie Geschlecht und Alter die vom Arzt festgestellte Hauptdiagnose sowie Nebendiagnosen und die an einem einzelnen Patienten während eines Krankenhausaufenthaltes erbrachten Leistungen eingegeben. ›Diagnosen‹ und durchgeführte ›Prozeduren‹ sind jedoch nicht mit dem ›Behandlungsbedarf‹ des betreffenden Patienten gleich zu setzen. Es handelt sich nicht nur um unterschiedliche Begriffe, sondern auch um unterschiedliche Sachverhalte. So kann beispielsweise eine Diagnose richtig gestellt sein, ohne dass der betreffende Patient den Bedarf hat, sich der aus ärztlicher Sicht damit üblicherweise verbundenen Behandlung zu unterziehen. Oder es ist der Fall möglich, dass bei einer gegebenen Diagnose aus ärztlicher Sicht verschiedene Behandlungsoptionen in Frage kommen und die Entscheidung im Sinne eines Shared Dicision Making gemeinsam von Patient und behandelndem Arzt getroffen wird. Sollte das DRG-System den individuellen Behandlungsbedarf der Patienten einbeziehen, um eine auf dieser Ebene ›bedarfsgerechte‹ Verteilung von Ressourcen zu erreichen, müsste der entsprechende Bedarf des Patienten auch im Verlauf der Kodierung erfasst und als gruppierungsrelevantes Fallmerkmal in die Berechnung der Fallpauschale eingehen.

Doch zurück zur Frage, ob das DRG-System eine leistungsgerechte Vergütung und bedarfgerechte Verteilung der Ressourcen im Sinne einer bevölkerungsbezogenen Bedarfsgerechtigkeit gewährleistet. Die vorhergehenden Ausführungen sollten aufzeigen, dass ein DRG-Fallpauschalensystem überhaupt nicht für den Zweck der Steuerung einer bedarfsgerechten Versorgung der Bevölkerung entwickelt und konstruiert ist. Dennoch aber führt das DRG-System bereits zu einer Umverteilung von Ressourcen zwischen Krankenhäusern und – je nach Managementkonzeption – auch innerhalb von Krankenhäusern. Seit dem 1.1.2005 werden die Budgets von Krankenhäusern mit einem überdurchschnittlichen Basisfallwert gekürzt und die von Krankenhäusern mit einem unterdurchschnittlichen Basisfallwert erhöht. Die ersten gelten als ›Verlierer‹ der Umstellung, die zweiten als ›Gewinner‹ (Baum/Tuschen 2000: 450).

Das System soll folglich nicht primär zu einer Absenkung der Krankenhausausgaben insgesamt führen, sondern zu einer Umverteilung unter den Krankenhäusern. Eine solche Umverteilung ist nur zu legitimieren, wenn das Geld allein von nicht bedarfsgerechten, unwirtschaftlichen und nicht leistungsfähigen Krankenhäuser abgezogen und ausschließlich an bedarfsgerechte, wirtschaftliche und leistungsfähige Kliniken verteilt wird. Wenn die DRGs – wie gezeigt – kein Sensorium zur Erfassung des bevölkerungsbezogenen Versorgungsbedarfs haben, kann diese Umverteilung aus rein systemimmanenten Gründen nicht nach Kriterien der Bedarfsgerechtigkeit von Krankenhäusern erfolgen. Wenn – wie es gegenwärtig der Fall ist – einem Teil der Krankenhäuser die Vergütungen gekürzt werden und einem anderen erhöht, so kann dies nicht mit unterschiedlicher Bedarfsgerechtigkeit begründet werden.

Es bleibt somit noch zu prüfen, ob das DRG-System eine Umverteilung nach den Kriterien der Leistungsgerechtigkeit und Wirtschaftlichkeit ermöglicht. Dazu scheint es hilfreich, zunächst die verschiedenen Ebenen der Preisbildung kurz zu erläutern.

- Die Kalkulation der bundesweiten Bewertungsrelationen erfolgt auf Grundlage der Kostendaten einer Auswahl von Krankenhäusern, die bereit und in der Lage sind, die erforderlichen Daten in der gewünschten Qualität und Differenzierung zu liefern.
- Die krankenhausspezifischen Basisfallwerte werden – vereinfacht dargestellt – mittels Division der Gesamtkosten für die Versorgung von Fallpauschalenpatienten durch die Summe der Bewertungsrelationen ermittelt. Da die Bewertungsrelation zwar keine Euro-Werte enthalten, aber natürlich die Relation zu den Basis-Kostendaten der Kalkulationskrankenhäuser weiterhin in sich bewahren, gehen somit bereits bei der Ermittlung des krankenhausspezifischen Basisfallwertes auch bundesweite Durchschnittskosten ein. Dies wird auch daran erkennbar, dass sich die Bewertungsrelationen bislang jedes Jahr verändert haben, insbesondere auch durch die stärkere Einbeziehung der in der ersten Kalkulationsrunde kaum erfassten Universitätskliniken mit ihrem besonderen Leistungsspektrum und ihren überdurchschnittlichen Kosten.
- Der Landesbasisfallwert wiederum wird auf Grundlage des Durchschnitts aller Basisfallwerte der Krankenhäuser des Landes ermittelt und auf dem Verhandlungsweg zwischen der jeweiligen Landeskrankenhausgesellschaft auf der einen und den Krankenkassen und der PKV auf der anderen Seite vereinbart. Dabei ist der Grundsatz der Beitragssatzstabilität zu beachten, mit dem Ziel, dass sich die Summe aller zu zahlenden DRG-Fallpauschalen in der zukünftigen Rechnungsperiode nicht stärker erhöht als die Veränderungsrate der beitragspflichtigen Einnahmen der GKV-Mitglieder.[5]

Für die Umverteilung ist letztlich die Abweichung des krankenhausspezifischen Basisfallwertes vom Landesbasisfallwert entscheidend, und das heißt im Kern: die Abweichung von den landesweiten Durchschnittskosten. Wenn wie geplant das DRG-System zu einem bundesweit einheitlichen Fallpauschalensystem weiterentwickelt wird, werden es zukünftig die bundesweiten Durchschnittskosten sein.

Das deutsche DRG-Fallpauschalensystem ist also ein Preissystem, dass sich an den durchschnittlichen Ist-Kosten der Krankenhäuser orientiert. Wenn mit dem System der Anspruch erhoben wird, es fördere die Wirtschaftlichkeit der Krankenhäuser und sei leistungsgerecht, dann ist darin die Behauptung enthalten, dass genau diese Durchschnittskostenpreise leistungsgerecht sind und den Kosten einer wirtschaftlichen Betriebsführung entsprechen. Dieser Beweis wurde im Rahmen der Einführung des DRG-Systems bisher nicht geführt. Dieser Anspruch wurde aber – vermutlich vorsichtshalber – auch gar nicht erst erhoben. Er wird nur implizit formuliert. Dass er nur implizit und nicht offen erhoben wird, hat auch gute Gründe, denn er ist nicht einzulösen.

Dieser Problematik scheinen sich die zuständigen Fachbeamten im BMG anscheinend auch bewusst. So bezeichnet Tuschen in einer der ersten Veröffentlichungen des BMG zum Fallpauschalengesetz die Krankenhäuser mit überdurchschnittlichen Basisfallwerten denn auch als »teure Krankenhäuser« und die mit unterdurchschnittlichen Basisfallwerten als »preiswerte Krankenhäuser« (Tuschen 2001: 334). In der Mehrzahl seiner Veröffentlichungen sowie anderer des BMG wird die Implikation »hoher Basisfallwert« = »unwirtschaftliches Krankenhaus« allerdings aufrecht erhalten (vgl. u.a. Tuschen 2002; Tuschen/Trefz 2004).

Zum Problem der Definition und Messung von ›Wirtschaftlichkeit‹ im Krankenhaus

Die Durchschnittskosten mit den Kosten einer wirtschaftlichen Leistungserbringung gleichzusetzen, setzt voraus, dass bekannt ist, welches eine wirtschaftliche Leistungserbringung im Krankenhaus ist und welches die dafür angemessenen Kosten. Dies führt zu einer jahrzehntelangen Diskussion und zum Teil heftigen Kontroversen insbesondere zwischen Krankenhäusern und Krankenkassen. Ihre Höhepunkte erreichte die Diskussion und Auseinandersetzung in den 1980er Jahren, nicht zuletzt vor dem Hintergrund zahlreicher Wirtschaftlichkeitsprüfungen von Krankenhäusern durch externe Prüfungsunternehmen im Auftrag von Krankenkassen. Zwar nimmt der Wirtschaftlichkeitsbegriff sowohl im Krankenhausrecht als auch im Sozialrecht einen zentralen Platz ein, es handelt sich aber um einen unbestimmten Rechtsbegriff, der in keiner Rechtsvorschrift definiert wird. Die Notwendigkeit einer Klarstellung des Rechtsbegriffs wurde bereits 1981 gesehen und in § 19 KHG die Aufforderungen an die Deutsche Krankenhausgesellschaft und die Spitzenverbände der GKV einfügt, gemeinsame Empfehlungen über Maßstäbe und Grundsätze der Wirtschaftlichkeit und Leistungsfähigkeit von Krankenhäusern zu vereinbaren (§ 19 KHG i. d. F. d. KHKG 1981). Die darauf folgenden jahrelangen Verhandlungen wurden schließlich Ende der 1980er ergebnislos abgebrochen und für gescheitert erklärt (Mohr 1988). Damit war die Verpflichtung zum Erlass solcher Grundsätze laut KHG zwar auf das damals zuständige BMA übergegangen, derartige Klarstellungen sind aber bis heute nicht erfolgt.

Mit Einführung der Budgetdeckelung ab 1993 verloren die Kontroversen und damit auch die Notwendigkeit von Klarstellungen ihren hauptsächlichen Anlass, da die Steigerungen der Krankenhausbudgets nun durch Gesetz auf bestimmte Werte begrenzt waren. Es ist aber durchaus lohnend, die Diskussionen der vergangenen Jahrzehnte in Erinnerung zu rufen, da sie um Probleme kreisen, die weder damals noch heute lösbar sind. Es sind dies in erster Linie Probleme einer eindeutigen Definition des Begriffs Wirtschaftlichkeit im Krankenhaus, seiner Operationalisierung und vor allem seiner Messung.

Stellvertretend für viele andere ähnlich angelegte Definitionen soll hier von einer Unterscheidung in mengenmäßige und wertmäßige Wirtschaftlichkeit ausgegangen werden, wie sie in der krankenhausökonomischen Literatur der 1980er Jahre anzutreffen war, und einer neueren Definition des Sachverständigenrates der Konzertierten Aktion im Gesundheitswesen aus dem Jahr 1996. Eigentümlicherweise räumen neuere Lehrbücher für Krankenhausmanagement diesem Problem keinen oder nur sehr geringen Raum ein (Eichhorn/Seelos/Schulenburg 2000; Haubrock/Schär 2002; Lauterbach/Schrappe 2004; Rychlik 1999; Trill 2000). Es hat den Anschein, als ob dieses Thema besser nicht angesprochen oder gar vertieft wird, da bekannt ist, dass ansonsten unlösbare Probleme deutlich werden. Wenn das Thema denn doch einmal gestreift wird, so wird interessanterweise auf einschlägige Veröffentlichungen aus den 1970er und 1980er Jahren zurückgegriffen (vgl. Bolsenkötter 2000). Es hat den Anschein, als ob sich in der deutschen Krankenhausökonomie seitdem kein erwähnenswerter Fortschritt ergeben hat. Auch neuere deutschsprachige Lehrbücher der Gesundheitsökonomie definieren Wirtschaftlichkeit im Gesundheitswesen, sofern sie diesen Begriff behandeln, in deutlicher Nähe zu den nachfolgend dargelegten Auffassungen (Breyer/Zweifel 1997: 241; Hajen/Paetow/Schumacher 2004: 105f.; Oberender/Ecker/Zerth 2005: 57).

Nach herrschender Meinung in der krankenhausökonomischen Literatur der 1970er und 1980er Jahre, die die Grundlagen auch für die neuere deutsche Krankenhausökonomie gelegt hat, sollte für die Erreichung der *mengenmäßigen Wirtschaftlichkeit* das so genannte Minimalprinzip handlungsleitend zu sein (Eichhorn 1975: 13 ff., 1977: 208 ff., 1982: 392 ff.; Laux/Sommer 1980: 3; Siebig 1980: 11 ff.). Danach ist ein gegebener Leistungsstandard mit minimalem Mitteleinsatz zu erreichen. Als *wertmäßige Wirtschaftlichkeit* gilt im Krankenhaus das Verhältnis zwischen der günstigsten und der tatsächlich erreichten Kostensituation als Vergleich von Soll-Kosten und Ist-Kosten (Eichhorn 1975: 20, 1982: 407).

Vom Begriff der Wirtschaftlichkeit zu trennen ist der Begriff der *Rentabilität* als Verhältnis von eingesetztem Kapital zum Gewinn oder für den Krankenhausbereich als Verhältnis von tatsächlichen Kosten zu wertmäßigem Ertrag (Eichhorn 1975: 23). Denn: »Es ist sehr wohl möglich, daß ein Krankenhaus, das 2 Millionen DM Verlust ausweist, wirtschaftlicher arbeitet, als ein anderes Krankenhaus, das mit 1 Million DM Überschuß abschließt« (ebd.: 21). In der krankenhauspolitischen Diskussion ebenso wie in der Öffentlichkeit werden Wirtschaftlichkeit und Rentabilität jedoch oftmals verwechselt oder die Begriffe synonym verwendet, beispielsweise wenn die Verluste eines Krankenhauses als Indiz für dessen Unwirtschaftlichkeit und die Gewinne einer anderen Klinik als Beweis für deren Wirtschaftlichkeit gewertet werden. Dies ist für die gegenwärtige Entwicklung insofern von besonderer Bedeutung, weil die aus der Absenkung oder Anhebung von Basisfallwerten resultierenden Verluste oder Überschüsse den vorstehenden Ausführungen zufolge auch Ausdruck von unterschiedlicher Rentabilität sein können. Es kann somit festgehalten werden, dass *mengenmäßige Wirtschaftlichkeit im Krankenhaus* als das Verhältnis von mengenmäßigem Aufwand an Produktionsfaktoren (Input) zu mengenmäßigem Ertrag (Output) gelten kann und *wertmäßige Wirtschaftlichkeit* als das Verhältnis von Soll-Kosten zu Ist-Kosten.

In der neueren Diskussion wird auf der Leistungsseite noch zwischen Leistung (output) und Ergebnis (outcome) unterschieden (SVRKAiG 1996: 180). Diese Unterscheidung ist durchaus nicht neu. So hat beispielsweise Eichhorn (1975: 13-19) bereits zwischen einer ›Primärleistung‹ und ›Sekundärleistungen‹ differenziert. Seine damalige Definition der Primärleistung ist weitgehend deckungsgleich mit den im heutigen § 107 Abs. 1 SGB V genannten Leistungen von Krankenhäusern. Danach sind Krankenhäuser Einrichtungen, die dazu dienen, Krankheiten zu erkennen, sie zu heilen, ihre Verschlimmerung zu verhüten, Krankheitsbeschwerden zu lindern oder Geburtshilfe zu leisten. Dieses wären dementsprechend die Primärleistungen eines Krankenhauses. Sekundärleistungen sind danach die üblichen Kennzahlen wie Fallzahlen, Operationszahlen, Belegung, Verweildauer, erbrachte sonstige Einzelleistungen etc.

Die Probleme beginnen nun, wenn man die beiden Ausprägungen der Wirtschaftlichkeit messen will. Bei der Messung der mengenmäßigen Wirtschaftlichkeit liegen sie vor allem in der Definition und Operationalisierung des outcome oder der ›Primärleistung‹, bei der wertmäßigen Wirtschaftlichkeit in der Bestimmung der Soll-Kosten.

Für die Beurteilung der mengenmäßigen Wirtschaftlichkeit wäre somit vor allem die Definition und Messung der Ergebnisse und Auswirkungen von Krankenhausbehandlungen erforderlich. Ist dies bereits für einzelne Patienten nicht zweifelsfrei leistbar, so wird es vollends unmöglich, wenn man auch die Auswirkungen der Leistungen und der Existenz von Krankenhäusern auf die Gesellschaft einbeziehen will. Wie will man allein die Heilung einer Krankheit oder die Linderung von Leiden in quantitativ messbare Kennzahlen überführen? Es ist darum einer diesbezüglichen eindeutigen Klarstellung des Sachverständigenrates aus dem Jahr 1991 zuzustimmen: »Der medizinische Nutzen des Krankenhauses ist – wegen der Heterogenität der behandelten Fälle – ebenso wenig wie der soziale Nutzen (z.B. Zufriedenheit des Patienten und Beruhigung der Angehörigen) aus den verfügbaren Globaldaten zu bestimmen: Es ist unmöglich, die mit dem Gesamtaufwand erzielten Effekte diesem gegenüberzustellen und zu einer schlüssigen Aussage über den Nutzen der stationären Versorgung als Ganzes zu kommen. Es ist deshalb auch nicht möglich, ein Urteil über die Wirtschaftlichkeit zu fällen, wobei unter Wirtschaftlichkeit der Quotient aus medizinischem und sozialem Nutzen (Ertrag) und Gesamtaufwand verstanden wird« (SVRKAiG 1991: 61).

Da die »eigentliche Krankenhausleistung« (Eichhorn 1975: 15), das Ergebnis der Krankenhausbehandlung, nicht quantifizierbar und in Kennzahlen abzubilden ist, werden in der Regel Sekundärleistungen gemessen und als Kennzahlen für die *mengenmäßige Wirtschaftlichkeit* genutzt. An der Kürze der Verweildauer, der Zahl der Berechnungstage, der Anzahl behandelter und abgerechneten Fälle oder der Zahl der durchschnittlich pro Patient erbrachten Röntgenaufnahmen, Laboruntersuchungen etc. kann die erreichte Verbesserung des Gesundheitszustandes oder die Linderung von Leiden von Krankenhauspatienten aber nicht abgelesen werden (Eichhorn 1975: 15).

Auch die Messung der *wertmäßigen Wirtschaftlichkeit* gestaltete sich in der Vergangenheit im Krankenhausbereich ausgesprochen schwierig. Das zentrale Problem liegt in einer für alle Beteiligten akzeptablen Bestimmung von Soll-Kosten für einen bestimmten Leistungsprozess oder ein ganzes Krankenhaus. Hier lag in der Vergangenheit eines der zentralen Konfliktfelder zwischen Krankenhäusern und Krankenkassen vor Ort. Wenn im Streitfall eine Wirtschaftlichkeitsprüfung durch ein externes Unternehmen durchgeführt wurde, so wurden für die Ermittlung der Soll-Kosten zumeist entweder die Kosten vergleichbarer Krankenhäuser herangezogen, oder es wurden Soll-Kosten auf der Grundlage von Personalanhaltszahlen oder Richtwerten für Materialverbrauch bestimmt (Bölke 1981; Borzutzki 1983; WIBERA 1980). Die von der

Robert-Bosch Stiftung berufene Kommission Krankenhausfinanzierung (1987: 91) stellte dazu in ihrem Abschlußbericht fest: »Da objektive Leistungskriterien und allgemeine Indikatoren für die Wirtschaftlichkeit von Krankenhäusern fehlen, hatten sich die Prüfungen zwangsläufig auf die Prüfung der Einhaltung formaler Sachverhalte zu beschränken. Ob dadurch Konflikte nach ökonomisch sachgerechten Kriterien gelöst wurden, blieb zweifelhaft«. Da es keinen allgemeinen Konsens über Orientierungswerte für die Wirtschaftlichkeit eines Krankenhauses gab, differierten die zugrunde gelegten Richtwerte vielfach je nach Prüfungsunternehmen. Differenzen über die Ergebnisse von Prüfungen führten nicht selten zur Anrufung der zuständigen Schiedsstelle oder zu einer Klage vor dem Verwaltungsgericht.

Schlussbetrachtung

Die vorstehende Analyse kann zu den folgenden Ergebnissen zusammengefasst werden. Die Begründung für die Umstellung der Krankenhausfinanzierung auf ein umfassendes DRG-System basiert auf einer falschen Darstellung der tatsächlichen Ausgabenentwicklung und Wirkungszusammenhänge für die Finanzprobleme der gesetzlichen Krankenversicherung. Entgegen der Darstellung der Bundesregierung gab es weder in der alten Bundesrepublik noch im vereinten Deutschland eine überproportionale Steigerung der Ausgaben für die Krankenhausversorgung. Hauptursache steigender Krankenkassenbeiträge ist die Erosion der Einnahmegrundlage der GKV.

Das deutsche DRG-Fallpauschalensystem ist weder in der Lage, eine bedarfsgerechte Krankenhausversorgung der Bevölkerung zu gewährleisten noch ist es leistungsgerecht. Wie gezeigt hat das Fallpauschalensystem kein Instrumentarium, um den bevölkerungsbezogenen Versorgungsbedarf zu erkennen. Die Erreichung und Sicherstellung einer flächendeckenden und bedarfsgerechten Krankenhausversorgung ist Aufgabe der Länder, die zu diesem Zweck eine durch das KHG vorgegebene Krankenhausplanung durchführen. Die DRGs können das System einer letztlich vom Staat zu verantwortenden Planung und Steuerung des Krankenhausbereichs nicht durch eine marktähnliche ›Steuerung über Preise‹ ersetzen.

Um sicherzustellen, dass mit den DRG-Fallpauschalen ›wirtschaftliche‹ Krankenhäuser zu ›Gewinnern‹ und ›unwirtschaftliche‹ zu ›Verlierern‹ werden, bedürfte es einer eindeutigen Definition von ›Wirtschaftlichkeit im Krankenhaus‹ und quantifizierbaren Kennzahlen für deren Messung. Beides liegt nicht vor. Folglich werden mit den an

Durchschnittskosten orientierten DRG-Fallpauschalen letztlich unbekannte Leistungen vergütet. Die für die Fallgruppierung verwendeten Angaben geben nur Auskunft über Haupt- und Nebendiagnosen und Prozeduren. Sie geben keine Auskunft über die Strukturqualität (wie gut die personelle und sachliche Ausstattung ist) und über die Prozessqualität (wie gut etwas gemacht wurde), und noch weniger über die Ergebnisqualität (mit welchem Ergebnis behandelt wurde). Da entscheidende Dimensionen der Krankenhausleistung nicht erfasst und nicht über unterschiedliche hohe Vergütungen honoriert werden, kann für ein solches Vergütungssystem auch nicht der Anspruch erhoben werden, es sei leistungsgerecht.

Korrespondenzadresse:
Prof. Dr. Michael Simon
Fachhochschule Hannover
Fakultät V
Blumhardtstr. 2
30625 Hannover

Anmerkungen

1 Georg Baum war zur damaligen Zeit zuständiger Unterabteilungsleiter im BMG und Karl-Heinz Tuschen zuständiger Referatsleiter.
2 Mit dem KHG 1972 wurde die duale Finanzierung eingeführt, in der die Finanzierung der Investitionen als staatliche Aufgabe gilt, da die Vorhaltung einer ausreichenden Krankenhausversorgung zur Daseinsvorsorge des Staates für seine Bürger gehört und folglich auch aus Steuermitteln zu finanzieren sei. Die Krankenkassen haben laut KHG die laufenden Betriebskosten zu tragen.
3 Zur Erläuterung der Funktionsweise des DRG-Systems vgl. u.a. Metzger (2004) und Simon (2007).
4 Die Analyse könnte ebenso auf der Ebene des einzelnen Krankenhauses als bedarfsgerechte Verteilung von Ressourcen zwischen den verschiedenen Abteilungen durchgeführt werden. Dies würde hier aber den verfügbaren Rahmen sprengen.
5 Es soll an dieser Stelle nicht weiter vertieft werden, dass der Landesbasisfallwert nicht als unabhängiges Kriterium für die Wirtschaftlichkeit der Krankenhäuser gelten kann, da er auch von krankenhausexternen Faktoren wie der Entwicklung der beitragspflichtigen Einnahmen und dem Verlauf der Verhandlungen auf Landesebene abhängig ist. Dies ist nur ein weiteres Indiz für logische Inkonsistenzen des deutschen DRG-Systems.

Literatur

Baum, Georg; Tuschen, Karl-Heinz (2000): Die Chancen nutzen. Überlegungen zu den ordnungspolitischen Rahmenbedingungen des neuen DRG-Entgeltsystems. In: führen und wirtschaften im Krankenhaus 17, 5: 449-460.

Bölke, Günter (1981): Der Personalmitteleinsatz im Krankenhaus nach dem Ergebnis von Wirtschaftlichkeitsprüfungen. In: Das Krankenhaus 73, 6, 7: 209-217, 258-265.

Bolsenkötter, Heinz (2000): Wirtschaftlichkeitsprüfung von Krankenhäusern. In: Eichhorn, Peter; Seelos, Hans-Jürgen; Schulenburg, J.-Matthias Graf von der (Hrsg.), Krankenhausmanagement. München: Urban & Fischer, 615-625.

Borzutzki, Rolf (1983): Die Erarbeitung von Personalkennzahlen im Krankenhausbetrieb. Stuttgart: Kohlhammer.

Braun, Bernard; Müller, Rolf (2006): Versorgungsqualität im Krankenhaus aus der Perspektive der Patienten. Schwäbisch Gmünd: Asgard.

Braun, Bernard; Müller, Rolf; Timm, Andreas (2004): Gesundheitliche Belastungen, Arbeitsbedingungen und Erwerbsbiographien von Pflegekräften im Krankenhaus. Eine Untersuchung vor dem Hintergrund der DRG-Einführung. Schwäbisch Gmünd.

Breyer, Friedrich; Zweifel, Peter (1997): Gesundheitsökonomie. 2., überarbeitete und erweiterte Auflage. Berlin: Springer.

Buhr, Petra; Klinke, Sebastian (2006): Versorgungsqualität im DRG-Zeitalter. Erste Ergebnisse einer qualitativen Studie in vier Krankenhäusern. Bremen: Zentrum für Sozialpolitik Universität Bremen.

DKG, Deutsche Krankenhausgesellschaft (2007a): KHG-Investitionsförderung – Überblick. Abgerufen am 13.03.2007 von http://www.dkgev.de/pdf/1566.pdf.

DKG, Deutsche Krankenhausgesellschaft (2007b): Konzept für die Ausgestaltung des ordnungspolitischen Rahmens ab dem Jahr 2009. Abgerufen am 04.04.2007 von http://www.dkgev.de/dkgev.php/cat/6/title/Positionen.

Eichhorn, Peter; Seelos, Hans-Jürgen; Schulenburg, J.-Matthias Graf von der (Hg.) (2000): Krankenhausmanagement. München: Urban & Fischer.

Eichhorn, Siegfried (1975): Krankenhausbetriebslehre Bd. 1: Kohlhammer.

Eichhorn, Siegfried (1977): Krankenhausbetriebslehre Bd. 2: überarb. Aufl., Kohlhammer.

Eichhorn, Siegfried (1982): Beurteilung und Sicherung von Leistungsfähigkeit, Qualität und Wirtschaftlichkeit im Krankenhaus – Krankenhausökonomische Grundlegungen. In: Das Krankenhaus 74, 9 und 10: 391-392, 497-414.

Hajen, Leonhard; Paetow, Holger; Schumacher, Harald (2004): Gesundheitsökonomie. Strukturen - Methoden - Praxisbeispiele. 2., überarbeitete und erweiterte Auflage. Stuttgart: Kohlhammer.

Haubrock, Manfred; Schär, Walter (Hg.) (2002): Betriebswirtschaft und Management im Krankenhaus, 3., vollständig überarbeitete und erweiterte Auflage. Bern/Göttingen/Toronto/Seattle: Hans Huber.

Kommission (1987): Krankenhausfinanzierung in Selbstverwaltung – Kommissionsbericht. Vorschläge zu einer Neuordnung der Organisation und Finanzierung der Krankenhausversorgung, Teil I. Bericht der Kommission Krankenhausfinanzierung der Robert Bosch Stiftung. Gerlingen: Bleicher.

Kühn, Hagen (1995): Zwanzig Jahre »Kostenexplosion«. Anmerkungen zur Makroökonomie einer Gesundheitsreform. In: Jahrbuch für kritische Medizin 24: 145-160.

Lauterbach, Karl W.; Schrappe, Matthias (Hg.) (2004): Gesundheitsökonomie, Qualitätsmanagement und Evidence-based-Medicine. Eine systematische Einführung. Stuttgart: Schattauer.

Laux, Eberhard; Sommer, Martin (1980): Einführung. In: WIBERA (Hrsg.), Wirtschaftliches Krankenhaus. Management, Planung, Rechnungswesen, Prüfung. Stuttgart: Kohlhammer, 1-14.

Metzger, Franz (2004): DRGs für Einsteiger. Lösungen für Kliniken im Wettbewerb. Stuttgart: Wissenschaftliche Verlagsgesellschaft.
Mohr, Friedrich W. (1988): Morbus Neunzehn. In: Das Krankenhaus 80, 10: 452-456.
Oberender, Peter; Ecker, Thomas; Zerth, Jürgen (2005): Grundelemente der Gesundheitsökonomie. 2., aktualisierte und überarbeitete Auflage. Bayreuth: P.C.O. Verlag.
Roeder, Norbert (2003): Anpassung des G-DRG-Systems an das deutsche Leistungsgesehen. Gutachten im Auftrag der Deutschen Krankenhausgesellschaft. Münster: DRG-Research Group Universitätsklinikum Münster.
Roeder, Norbert (2004): Anpassungsbedarf der Vergütung von Krankenhausleistungen für 2005. Gutachten im Auftrag der Deutschen Krankenhausgesellschaft. Münster: DRG-Research Group Universitätsklinikum Münster.
Roeder, Norbert (2005): Anpassungsbedarf der Vergütung von Krankenhausleistungen für 2006. Gutachten im Auftrag der Deutschen Krankenhausgesellschaft. Münster: DRG-Research Group Universitätsklinikum Münster.
Roeder, Norbert (2006): Anpassungsbedarf der Vergütung von Krankenhausleistungen für 2007. Gutachten im Auftrag der Deutschen Krankenhausgesellschaft. Münster: DRG-Research Group Universitätsklinikum Münster.
Rychlik, Reinhard (1999): Gesundheitsökonomie und Krankenhausmanagement. Grundlagen und Praxis. Stuttgart/Berlin/Köln: Kohlhammer.
Siebig, Josef (1980): Beurteilung der Wirtschaftlichkeit im Krankenhaus. Stuttgart: Kohlhammer.
Simon, Michael (2000): Krankenhauspolitik in der Bundesrepublik Deutschland. Historische Entwicklung und Probleme der politischen Steuerung stationärer Krankenversorgung. Wiesbaden: Westdeutscher Verlag.
Simon, Michael (2007): Das Gesundheitssystem in Deutschland. Eine Einführung in Struktur und Funktionsweise. 2., überarbeitete und aktualisierte Auflage. Bern: Hans Huber (im Erscheinen).
SVRKAiG, Sachverständigenrat für die Konzertierte Aktion im Gesundheitswesen (1991): Das Gesundheitswesen im vereinten Deutschland. Jahresgutachten 1991. Baden-Baden: Nomos.
SVRKAiG, Sachverständigenrat für die Konzertierte Aktion im Gesundheitswesen (1996): Gesundheitswesen in Deutschland. Kostenfaktor und Zukunftsbranche. Sondergutachten. Band I: Demographie, Morbidität, Wirtschaftlichkeitsreserven und Beschäftigung. Baden-Baden: Nomos.
SVRKAiG, Sachverständigenrat für die Konzertierte Aktion im Gesundheitswesen (2003): Gutachten 2003: Finanzierung, Nutzerorientierung und Qualität. Band I: Finanzierung und Nutzerorientierung. Bonn.
Trill, Roland (2000): Krankenhausmanagement. Aktionsfelder und Erfolgspotentiale. Neuwied: Luchterhand.
Tuschen, Karl-Heinz (2002): DRG-Einführung in Deutschland vor dem Hintergrund »australischer Erfahrungen«. In: Das Krankenhaus 96, 4: 292-296.
Tuschen, Karl Heinz (2001): BMG setzt Anreize für Einstieg 2003. Referentenentwurf eines DRG-Einführungsgesetzes. In: führen und wirtschaften im Krankenhaus 18, 4: 334-340.
Tuschen, Karl Heinz; Trefz, Ulrich (2004): Krankenhausentgeltgesetz. Kommentar mit einer umfassenden Einführung in die Vergütung stationärer Krankenhausleistungen. Stuttgart: Kohlhammer.
WIBERA (Hg.) (1980): Wirtschaftliches Krankenhaus. Management, Planung, Rechnungswesen, Prüfung. Stuttgart: Kohlhammer.

Hagen Kühn

Der Ethikbetrieb in der Medizin
Korrektur oder Schmiermittel der Kommerzialisierung

1. Der neue Ethikbetrieb

Die medizinischen Versorgungssysteme der westlichen Industrieländer unterliegen einem Veränderungsschub mit der generellen Tendenz, sie mehr und mehr in das System der kapitalistischen Ökonomie zu integrieren. Dabei nehmen die Dienstleistungen tendenziell Warencharakter an, ihre Erstellung wird einzelwirtschaftlich optimiert, und die Prozesse weisen zunehmend Merkmale von Industrialisierung auf. In den USA begann diese Entwicklung bereits Ende der 70er Jahre und ist seither weit fortgeschritten, in Deutschland wurde in den 90ern dieser Weg eingeschlagen (Kühn 1998a). Als Folge davon werden ärztliche Entscheidungen, Therapien, Empfehlungen usw. tendenziell durch das einzel- und konkurrenzwirtschaftliche Vorteilskalkül überformt. Neue prospektive Finanzierungsmethoden (Budgets, Fall- oder Kopfpauschalen) und Konkurrenz setzen die Versorgungseinrichtungen unter betriebswirtschaftlichen Erfolgsdruck mit widersprüchlichen Folgen. Während auf der Haben-Seite der Bilanz erste Ansätze zu institutionellen Modernisierungen (Transparenz, Qualitätssicherung, Integration) zu erkennen sind, ist die Soll-Seite mit Entwicklungen belastet, welche die wesentlichen Standards eines sozialrechtlich gestalteten solidarischen Gesundheitswesens in Frage stellen. So droht es zur Normalität ärztlichen Alltagshandelns zu werden, Patienten aus Gründen des Rentabilitätskalküls effektive Leistungen vorzuenthalten, sie in Abhängigkeit vom wirtschaftlichen Risiko weiterzuverlegen, zu meiden oder unnötig zum (lohnenden) »Fall« zu machen. Die meisten Ärzte stehen im strukturellen Interessenkonflikt zwischen der treuhänderischen Loyalität gegenüber den Patienten und dem wirtschaftlichen Vorteil der Institution (Kühn 2003a). In diesem gravierenden Wandel, der seinen Höhepunkt noch nicht erreicht hat, erodieren die berufsethischen Vorstellungen vom (moralisch) Richtigen und Verwerflichen.

Zeitgleich dazu hat sich in der Medizin ein professioneller Ethikbetrieb etabliert, der in den 90er Jahren boomartig expandierte. Das Gesundheitswesen wurde um eine weitere Experten- und Interessengruppe bereichert, die sich überwiegend aus Philosophen und Theologen

Der Ethikbetrieb in der Medizin

rekrutiert. Entstanden sind eine Vielzahl neuer Institute, Lehrstühle, Zentren und Akademien für medizinische Ethik oder Bioethik, Zeitschriften und Kommissionen. Die Approbationsordnung für Ärzte schreibt für den zweiten Studienabschnitt obligatorische Lehrveranstaltungen zur Medizinethik mit benotetem Leistungsnachweis vor. 1997 hatte die Deutsche Forschungsgemeinschaft (DFG) auf Initiative des Bundesforschungsministeriums die Einrichtung eines »Deutschen Referenzzentrums für Ethik in den Biowissenschaften« angestoßen, das Anfang 1999 gegründet wurde. Die Zahl der Ethikkommissionen in Kliniken und Forschungsreinrichtungen ist unübersehbar. Die Kirchen mit ihren jeweiligen Akademien engagieren sich an vorderer Stelle. Sie führen Tagungen und Seminare durch, machen Bildungsangebote für Ärzte, Pflegende, Forscher, nehmen Lehraufträge an Universitäten wahr, versuchen Einfluss auf die vielfältigen Komitees und Kommissionen aller politischen und institutionellen Ebenen zu nehmen und verhelfen den kirchlichen Krankenhäusern zu einem Image, das sie im wirtschaftlichen Wettbewerb als besonders vertrauenswürdig in ethischen Angelegenheiten ausweisen soll.

Die Flut bioethischer Publikationen, Tagungsankündigungen und -berichte weist eine Vielfalt von Themen auf: Sterben und Tod, Hirntod, Gentherapie und Gentests, Reproduktionsmedizin, unkonventionelle Heilverfahren (Alternativmedizin), Stammzellenforschung, Sterbehilfe (Euthanasie), Klonen beim Menschen, Methoden der Organverteilung in der Transplantationsmedizin, Patientenautonomie und -verfügung, Umgang mit einzelnen Krankheiten wie Aids und Alzheimer-Demenz usw. Fragen der Ökonomie stehen häufig implizit im Hintergrund dieser Abhandlungen, tauchen aber auch als Einzelthemen immer wieder auf. Dabei ist meist von einer »zunehmenden Knappheit« die Rede, die quasi naturgesetzlich herrsche und die Beteiligten vor schwierige Dilemmata und Anpassungsprobleme stelle, deren jeweilige Optionen nach ethischen Kriterien gegeneinander abgewogen werden. Häufiger Gegenstand sind Fragen und Begründungen der Vorenthaltung wirksamer medizinischer Leistungen aus ökonomischen Gründen. Dafür hatte man zunächst den Begriff der »Rationierung« aus der amerikanischen Literatur übernommen (Kühn 1991), diesen aber bald durch die neutraler klingende »Priorisierung« medizinischer Leistungen ersetzt, für die nun zahlreiche Entscheidungs- und Begründungsverfahren angeboten werden.

Derzeit scheint der zunächst rasante Aufschwung ins Stocken gekommen zu sein. der einer institutionellen Verstetigung Platz gemacht haben könnte. Es lässt sich – wohl aus Gründen der ökonomischen

Selbstbehauptung – eine Konzentration auf kontinuierliche ethische Dienstleistungen erkennen wie Beratung (Consulting), Aus-, Fort- und Weiterbildung über ethisches Urteilen und die Durchführung permanenter Ethikkommissionen.

2. Moral, Ethik und Gesellschaft

In der Einleitung zu seiner »Kritik der scholastischen Vernunft« spricht Bourdieu einen Wesenszug an, den die akademischen Philosophen jenseits ihrer Konflikte gemeinsam haben. Er bezeichnet sie als Eitelkeit, die darin bestehe, »der Philosophie und den Äußerungen von Intellektuellen ebenso ungeheure wie unmittelbare Auswirkungen zuzutrauen«. Dieses »übertriebene Vertrauen in die Macht des Wortes« sei substantieller Bestandteil der feldspezifischen Berufsideologie, die einen akademischen Kommentar als politische Großtat oder Textkritik als Akt des Widerstands und »Revolutionen im Bereich der Wörter als radikale Umwälzungen im Bereich der Dinge empfinden kann« (Bourdieu 2001: 8f.). Diesem berufsständischen Ego und seinen Allmachtsphantasien entspricht es, das Denken zu heroisieren und die Geschichte als Geschichte des Denkens anzusehen, dem alles andere folgt. Die Bedeutung der akademischen Philosophie für die Entwicklung der realen Gesellschaft muss also zunächst einmal relativiert werden, um die spezifische Funktion des Ethikbetriebes im Feld der gegenwärtigen medizinischen Versorgung erfassen zu können.

Die geschichtliche Erfahrung zeigt, dass intellektuelle Macht im Allgemeinen nur dann groß ist, wenn sie der von den Tendenzen der Sozialordnung gewiesenen Richtungen folgt. Im Verhältnis zur Moral prägenden Kraft der kapitalistischen Gesellschaft, die vor allem über die Arbeitswelt, die Märkte (besonders den Zwang zur Selbstvermarktung auf den Arbeitsmärkten), sowie in der Reproduktionssphäre, also Familie, Freizeit und Konsum, vermittelt wird, kommt dem Ethikbetrieb vor allem eine verstärkende, legitimierende und systematisierende Wirkung zu. Die überwiegende Mehrheit der Menschen trifft in der Regel weder auf Ethiker und Moraltheologen noch liest sie deren akademische Hervorbringungen.

Moral stammt demnach also nicht von Ethikern, Moraltheologen, Philosophen oder Propheten, sondern vom Leben in der Gesellschaft. Die Menschen einer historisch-konkreten Gesellschaft eignen sich ihre Wertorientierungen im Zuge ihrer Anstrengungen um Handlungsfähigkeit in den primären Lebensvollzügen an, also in den Sphären der Arbeit, der Märkte und der familiären Reproduktion (Ottomeyer 2004).

Der Ethikbetrieb in der Medizin

Sie tun das in der Regel imitierend, alltagsspontan und präreflexiv, nicht philosophisch oder systematisch. Das griechische Wort Ethos bedeutet Sitte. Ethik oder Moralphilosophie meint die analytische und normative Beschäftigung mit der Sitte bzw. Moral. Moralische Normen oder Werte sind verinnerlichte Notwendigkeiten einer sozialen Gruppe wertender, gebietender und motivierender Art. Die moralischen Imperative und Orientierungen beziehen sich sowohl auf die Binnenbeziehung der Gruppen, als auch auf deren Beziehung zum Ganzen der Gesellschaft. Sie sind somit nicht beliebig, sondern – modifiziert durch Herrschaft, Tradition, Kultur – letztlich unter bestimmten objektiven Bedingungen entstanden und an diesen ausgerichtet. Darum verlieren sie auch ihre reale Gültigkeit, wenn diese Existenz- und Erfahrungsbedingungen verändert oder vergangen sind. Das erfolgt mit zeitlichen Verzögerungen, die erheblich sein können, weil die Werte meist habitualisiert und institutionalisiert sind.

Wenn wir sagen, die Moral als real gelebte Sittlichkeit entspringe vor allem den tatsächlichen Lebenszusammenhängen der jeweiligen Gruppen, dann ist damit gemeint, dass die Individuen sie sich vor allem in den Tätigkeiten aneignen, mit denen sie danach streben, innerhalb ihrer Arbeits- und Lebensverhältnisse handlungsfähig zu werden und zu bleiben. In der Regel reproduzieren sie damit auch die Sozialstruktur einschließlich der in sie eingelassenen Herrschafts- und Machtstrukturen. Herrschaft, ob sie sich auf physische oder ökonomische Gewalt stützt, zielt auf Legitimation. Sie kann nur von Dauer sein, wenn sie Anerkennung findet, »was nichts weiter heißt als: Verkennung ihrer prinzipiellen Willkür« (ebd.: 132). Diese Legitimation muss immer auch moralischer Natur sein. Daher schließt Moral immer eine Position zur Herrschaft ein, auch wenn sie ungenannt und verkannt bleibt.

Handlungsfähigkeit ist mit Moral aufs engste verknüpft. Sie hat ebenso horizontale (genossenschaftlich-arbeitsteilige) wie vertikale (herrschaftliche) Komponenten. Horizontale Notwendigkeiten sind beispielsweise bestimmte Umgangsformen, die Selbstdisziplin des Individuums als Voraussetzung arbeitsteiligen Handelns, die Aneignung vielfältiger Qualifikation für die Teilnahme an der gesellschaftlichen Arbeit wie an den Praxen der Vergesellschaftung und den kulturellen Tätigkeiten, während die vertikalen Erfordernisse aus den Subordinations- und Selbsterhöhungsbeziehungen in der Klassengesellschaft resultieren (Haug 1986).

Es sind vor allem zwei Sachverhalte, die der Lehrbarkeit bzw. Herstellbarkeit von moralischen Haltungen und Verhaltensweisen durch die darauf spezialisierte Berufsgruppe von Ethikern und Moraltheologen im Weg stehen. Erstens sind die moralischen Wertungen im Habitus der Individuen verankert, sie werden damit zum Bestandteil der Persönlichkeit, zu einem System von Verhaltensdispositionen. Zweitens sind nicht nur verbale Botschaften, sondern auch objektive institutionelle Bedingungen werthaltig, indem sie Einstellungen und Verhalten prägen, verstetigen oder modifizieren. Obwohl die Wirkungen der »ideologischen Mächte« wie Kirche, Schule, Kultur- und Ethikbetrieb nicht übersehen werden sollten, treten sie zurück hinter die Wirksamkeit der inneren Zwänge als Ergebnis internalisierter Herrschaftsziehungen, auf die sich äußere Zwänge meist stützen können.

Der Habitus ist – knapp gesprochen[1] – das individuelle System verinnerlichter Wahrnehmungs-, Bewertungs- und Handlungsmuster, die individuelle Disposition zur moralischen und ästhetischen Praxisbewertung. Er ist sozusagen die innere Instanz, die Einstellungen und Verhaltensweisen selbstverständlich werden lässt. Im Habitus drücken sich sowohl die sozialen Verhältnisse, als auch die subjektive Persönlichkeit aus, seine Aneignung spielt sich nicht nur, und wahrscheinlich auch nicht vorwiegend, auf der Ebene des Bewusstseins ab, sondern erfolgt auf allen Ebenen des gesamten psychischen Apparates. Es handelt sich um die »gesellschaftlich produzierte innere Natur des Subjekts« (Bourdieu). Das heißt einerseits, dass das Individuum kein milieutheoretischer Abklatsch der Gesellschaft ist, dass aber ähnliche soziale Existenzweisen zu ähnlichen Habitus-Typen führen, die sich in differenzierten Lebensstilen äußern, mit denen die Menschen ihre Zugehörigkeit und Abgrenzung zu bestimmten sozialen Gruppen ausdrücken. Mit dem Begriff des Habitus als einer von der sozialen Position abhängige individuelle Dispositionen ist es möglich, Handeln zu verstehen, ohne dem Handelnden realitätsfremd eine bewusste und rational berechnende Absicht zu unterstellen. Die professionelle Sozialisation ist die feldspezifische Modifikation des Habitus. Unter dem Aspekt der für den Ethikbetrieb so bedeutsamen »Lehrbarkeit von Ethik« im Sinne einer Förderung ethisch geleiteten Verhaltens ist es wichtig, die Tiefe und Nachhaltigkeit zu vergegenwärtigen, mit der der Habitus die Person und sogar ihre Körperlichkeit ausmacht.

In den vertikalen Beziehungen organisiert der Habitus auch das Gefühl für die eigene Position darin. »Aus objektiven (sozialstrukturellen; HK) Grenzen wird der Sinn für Grenzen, die durch Erfahrung der objektiven Grenzen erworbene Fähigkeit zur praktischen Vorwegnahme dieser Grenzen wird der *sense of one's place*. (…) Dem Sinn für Grenzen eignet das Vergessen der Grenzen« (Bourdieu 1982: 734), die selbstverständlich und fraglos hingenommen werden. Moralische Gefühle wie Peinlichkeit,

Der Ethikbetrieb in der Medizin

Scham, »Bescheidenheit«, Demut oder der eigenen Minderwertigkeit halten die Individuen davon ab, sie zu überschreiten. In der Regel

»tendieren die Beherrschten zunächst einmal dahin, sich das zuzuschreiben, was ihnen qua Distribution ohnehin zugewiesen ist, das abzuwehren, was ihnen ohnehin verwehrt ist (›das ist nichts für uns‹), sich damit abzugeben, was ihnen aufgezwungen wird, ihre Hoffnungen auf das Maß ihrer Chancen zurechtzustutzen, sich so zu definieren, wie die herrschende Ordnung sie definiert, das ökonomische Verdikt als ihr eigenes zu wiederholen, sich mit dem zu bescheiden, was ihnen ohnehin zukommt (...) kurzum: das Bild zu akzeptieren, dem sie zu gleichen haben« (ebd.: 735).

Wie tief verwurzelt in der Persönlichkeit solcherart moralisierte Grenzen sind, mag man sich an der körperlich lähmenden Wirkung der Schüchternheit verdeutlichen. Und wie differenziert dies nach sozialer Zugehörigkeit ist, sieht man daran, dass dort, wo der eine in sich solche lähmenden Verbote empfindet, »ein anderer, von anderen Lebensbedingungen produzierter Körper, stimulierende Anregungen oder Aufforderungen wahrnähme« (Bourdieu 2001: 230). Das im Habitus verinnerlichte moralische Bewertungssystem als »eine Körper gewordene soziale Beziehung« kann durch eine bloße Willensanstrengung, gegründet auf Bewusstwerdung, nicht einfach außer Kraft gesetzt werden. Es ist

»illusorisch zu glauben, dass die symbolische Gewalt[2] schon durch die Waffen des Bewusstseins und des Willens zu besiegen wäre: Sie ist so wirksam, weil sie in den Körpern auf die Dauer in Form von Dispositionen eingeprägt wurde, die (...) gemäß der Logik des Gefühls oder der Pflicht geäußert und erfahren werden, die im Respekt, der Opferbereitschaft oder der Liebe oft ineinander übergehen und das Verschwinden der sozialen Bedingungen ihrer Produktion sehr lange überdauern können. Darin liegt auch die Vergeblichkeit all jener religiösen, ethischen oder politischen Interventionen, die einen tief greifenden Wandel der Herrschaftsbeziehungen (oder der Dispositionen, die zumindest teilweise aus ihnen hervorgehen) von einer schlichten ›geistigen Umkehr‹ (bei den Herrschenden oder den Beherrschten) erwarten, die durch Vernunftpredigt und Erziehung bewerkstelligt werden soll oder auch, wie die Meisterdenker es sich manchmal vorstellen, durch eine breite, kollektive Sprechtherapie, die zu organisieren den Intellektuellen zustünde[3]« (Bourdieu 2001: 231).

Der zweite Sachverhalt, der der Wirksamkeit ethischer Belehrung auf die Moral – unabhängig von ihrer inhaltlichen Überzeugungskraft – im Wege steht, sind die objektiven institutionellen Bedingungen. Die Annahmen der struktur-funktionalen Soziologie zum Zusammenhang zwischen Institution und Verhaltensorientierung sind zwar generell in vielem nicht ausreichend, liefern aber für unsere Fragestellung die notwendigen Argumente. Ich zitiere ihre Formulierung durch Freidson (1970):

»Erstens (...) mit welchen Motiven, Werten oder Wissensbeständen Menschen auch in Berührung gekommen sind und welche sie auch internalisiert haben, sie bestimmen nicht das Verhalten der meisten Individuen, wenn sie nicht kontinuierlich verstärkt werden durch den sozialen Kontext.
Zweitens, (...) der soziale Kontext kann, durch Verstärkung Menschen dazu bringen, einen Set von Motiven, Werten oder Wissensbeständen aufzugeben für einen anderen.
Drittens, die ersten beiden Annahmen vorausgesetzt, kann das durchschnittliche Verhalten eines Aggregats von Individuen erfolgreicher mit dem Blick auf die soziale Umwelt vorhergesagt werden als mit dem Blick auf die Motive, Werte und das Wissen, das sie hatten, bevor sie in die soziale Umwelt eingetreten sind.«

Was zum Habitus als moralischer Bewertungsinstanz gesagt wurde, dürfte ausreichen, um die dritte Annahme nicht im Sinne einer völligen Manipulationsmöglichkeit durch das institutionelle Setting zu verstehen. Jedoch selektieren Institutionen wie die Medizin und das Krankenhaus Personen und Verhaltensweisen und versuchen, sie zu normieren, zu versachlichen, um sie damit beherrsch- bzw. steuerbar zu machen. Dass dies die moralische Haltung von Ärzten gegenüber Patienten verändern kann, liegt auf der Hand. Falls beispielsweise die individuelle Verantwortung für den Patienten Ärzte zu einem Verhalten führt, das den Sach-Zielen zuwiderläuft, kommen sie in Konflikt mit dem institutionellen Sanktionssystem.

Die rasche Entstehung eines Ethikbetriebes im Gesundheitswesen verdankt sich zunächst einem allgemeinen gesellschaftlichen Vorgang. Die permanente Umwälzung des ökonomischen Systems durch Konkurrenz und Technologie und die daraus resultierende Dynamik des sozialen Wandels verschiebt die Gewichte und relativen Positionen der sozialen Gruppen und der gesellschaftlichen Felder (wie dem Gesundheitswesen). Daher müssen sich die Teile neu justieren. Moralische Werte unterliegen historischen Veränderungen, auch wenn einzelne dieser Werte so fundamental sind, dass sie sogar über den Wechsel sozialökonomischer und staatlicher Ordnungen hinweg Gültigkeit behalten. In der Regel jedoch schwächen Veränderungsschübe fast immer ihre reale Bindungs- und Prägekraft, auch wenn die Internalisierung und »Verkörperung« der alten Werte oft zu langen Verzögerungen führen kann.

Sind Erosionsprozesse weit genug fortgeschritten, müssen sich Menschen fragen, wie sie richtig handeln sollen. Bei der Suche nach dem, was nun richtig ist, ist der Blick meist nach oben gerichtet – im metaphysischen und im sozialstrukturellen Sinne. In historischen Perioden, in denen das gesamte Herrschaftsgefüge, die soziale Ordnung, in Frage steht, kann sich der suchende Blick auch zur Seite richten, zum Gleichgestellten. Die Moralphilosophie hat diese Prozesse der Moralbildung und ihres Wandels über die letzten drei Jahrtausende hinweg begleitet; sie ist aber nicht deren Urheberin, sondern eines ihrer Resultate. Soweit ihr darin eine aktive Rolle zukommt, liegt sie auf den Gebieten der Verstärkung und Legitimation, der Verbreitung, der gedanklichen Strukturierung und der Verallgemeinerung. Weiter unten wird das am empirischen Beispiel der »moralischen Dissonanz« konkretisiert, in die viele Krankenhausärzte im Zuge der Kommerzialisierung ihrer Arbeit geraten. In einer Situation, in der sowohl das institutionelle Setting im Gesundheitswesen als auch die gesellschaftlich herrschende Ideologie des neoliberalen Ökonomismus erheblichen Druck auf die Ärzte ausüben, von ihrer bisherigen berufsethischen Orientierung abzugehen, besteht die Attraktivität des Ethikbetriebs für Ärzte, die diesem Druck nichts entgegensetzen, darin, Begründungen zur Gewissensentlastung zu liefern. Die Wirksamkeit liegt also nicht etwa in der gegentendenziellen Kreation von Moral, sondern in Verstärkung und Legitimation.

Wenn die Wirkungsmacht ethischer Belehrungen auf die tatsächliche Praxis weitaus geringer ist, als dies vom Ethikbetrieb selbst propagiert werden muss, dann muss das nicht unbedingt bedauert werden. »Moral« ist als Formbegriff zu verstehen und kann daher auch unmoralisch sein. Selbst die Nazis hatten eine Moral, auch sie bewegten sich innerhalb der Moralform. Eichmann beispielsweise spricht bei seinen Verhören oft (und m. E. auch ehrlich) von seinem Gewissen, das immer dann schlug, wenn er seiner mörderischen Aufgabe einmal nicht (!) perfekt nachkommen konnte.[4] Die Moralform umfasst Dimensionen und Normen sowohl von Herrschaft, Unterdrückung und Ausbeutung als auch unabweisbare Dimensionen und Ansprüche der gesellschaftlichen Handlungsfähigkeit und individuellen Lebensgestaltung wie z.B. die notwendige Selbstbeherrschung, ohne die weder Arbeit noch politischer Widerstand möglich wäre, solidarische Umgangsformen und öffentliche Verständigung darüber. Beide Aspekte weisen in der Praxis eine unentwirrbar miteinander verwobene Formenvielfalt auf, nicht selten werden vertikale herrschaftliche Zwänge legitimiert, indem sie als Folge horizontaler Beziehungen markiert werden.

3. Die Verwandlung der Ärzte in ethische Laien

Auch wenn der akademischen Ethik und ihren Angeboten nicht die gesellschaftliche Bedeutung zukommt, moralische Normen und Werthaltungen konstituieren zu können, so ist sie dennoch nicht bedeutungslos. Der Kern der bioethischen Dienstleistungen besteht aus Legitimationen und Begründungen von Entscheidungen, die vordem ohne den Ethikbetrieb getroffen und legitimiert wurden. Ihre wachsende Präsenz in der Klinik ist das untrügliche Zeichen einer Tendenz zur Abspaltung des Moralischen aus dem klinischen Alltagshandeln. Dörner (2001: 8) schreibt:

»Vor einiger Zeit saß ich mit einem alten Pfleger (...) zusammen; wir sinnierten über den Sinn des gegenwärtigen Ethikbooms, wo wir uns doch eigentlich sicher waren, dass wir auch schon zuvor, als das Wort ›Ethik‹ noch gar nicht zu unserem Wortschatz gehörte, eigentlich stets bemüht gewesen sind, das Richtige oder das Gute zu tun. Daraufhin meinte der Pfleger: ›Ach, wissen Sie, Ethik ist doch nur für Leute, die nicht mehr wissen, was sich gehört‹.«

Die Überzeugung, Moral ließe sich lehren und lernen, entspringt notwendigerweise dem Interesse des akademischen Ethikbetriebes an sich selbst. Dörner sieht sich

»mit einem Boom von Ethik-Fortbildungsangeboten konfrontiert (...) es gibt eine Flut von Lehrbüchern der medizinischen Ethik, die – in je anderen Worten – mir in der Regel dasselbe beizubringen versuchen: nämlich dass es wissenschaftlich geprüfte Methoden gäbe, wie ich durch Anwendung bestimmter Regeln, Normen, Prinzipien mittlerer Reichweite mein ärztliches Handeln in einzelne Entscheidungsschritte zerlegen und überprüfen kann, ob ich – den Prinzipien entsprechend – die richtige Entscheidung getroffen habe. Hierfür ist der verbreitetste Prinzipienkatalog der ›Prinzipalismus‹ von Beauchamp und Childress: 1. Respekt für Autonomie, 2. Wohltun, 3. Nicht-Schaden und 4. Gerechtigkeit.[5] Ich werde zudem aufgeklärt, dass es – wie in anderen Wissenschaften – unterschiedliche theoretische Ansätze gebe: so den utilitaristischen Ansatz, dem es um das größte Glück der größten Zahl gehe; die auf Kant zurückgehende deontologische Pflichtenlehre, für die die Verallgemeinerbarkeit, die Universalisierung meines Handelns entscheidend ist, und vielleicht noch den diskurstheoretischen Ansatz von Habermas, der – bescheidener – sich auf das prozedurale Verfahren beschränkt, wie ich hinsichtlich eines Problems die richtige Lösung dadurch treffen kann, dass in einen idealen, herrschaftsfreien Diskurs alle Betroffenen durch Meinungs- und Rollentausch zwanglos zu einem Konsens kommen« (Dörner 2001: 5).[6]

Der Ethikbetrieb in der Medizin

Die Ethikexperten müssen schon aus Gründen ihrer professionellen Daseinsberechtigung unterstellen, im Falle von Widersprüchen zwischen dem, was sie sagen, und dem, was die Menschen tun und glauben, sei letzteres falsch. Als Experten wissen sie, was getan werden muss, um dem Guten im Sinne definierter Werte zu dienen. Das ist implizit auch der Fall, wo sie sich formal darauf beschränken, Diskursverfahren zu empfehlen und in Gang zu bringen. Die meisten Berufsethiker treten heute zwar mit liberalerem und bescheidenerem Gestus (»mittlere Reichweite«) auf als viele ihrer historischen Vorgänger. Aber auch sie unterscheiden letztlich universalistisch, für alle Zeiten und jedermann zwischen gutem und verwerflichem Verhalten. Ebenso wie den traditionellen ethischen Systemen geht es auch den heute dominierenden Ableitungen von Prinzipien, Tugenden um »Grund- und Folgesätze, eiserne Schlüssigkeit, sichere Anwendbarkeit auf jedes moralische Dilemma« (Horkheimer/Adorno 1944: 269).

Anhänger diskursethischer Ansätze weisen diesen Vorwurf für sich zurück. Ich bezweifle aber, dass es überhaupt möglich ist, nicht über Inhalte, sondern nur über Diskursverfahren normative Aussagen zu machen. Nach Habermas »steckt das Vernünftige in der Organisation einer zwanglosen allgemeinen Willensbildung, d.h. im Telos einer gewaltfreien Intersubjektivität der Verständigung« (Gespräche 1978). Das jedenfalls ist zu kurz gegriffen, denn Vernünftigkeit – wie auch immer verstanden kann nur in einer solchen Organisation stecken, die von Menschen geschaffen worden ist, die dieser Vernünftigkeit folgen. Eine allgemeine, herrschaftsfreie Willensbildung von Menschen unter Bedingungen von Herrschaft und zwischen Gruppen, deren vitale Interessen ungleich und oft einander entgegengesetzt sind, funktioniert nicht. Im heutigen Gesundheitswesen jedenfalls liegen die sozialen und politischen Voraussetzungen eines herrschaftsfreien Diskurses, an dem Patienten, Bürger, Ärzte, Pflegekräfte, Verwalter, Krankenhausträger und Politiker, mit gleichen Rechten und Ressourcen ausgestattet, teilnehmen könnten, nicht vor. Im Gegenteil – gerade im Nicht-Vorhandensein einer herrschaftsfreien Kommunikation im Gesundheitswesen dürfte ein Hauptgrund für die Ausdifferenzierung eines spezialisierten Ethikbetriebs und dessen boomartige Entwicklung liegen. Mit anderen Worten: Lägen auch nur annähernd die Voraussetzungen eines herrschaftsfreien Ethikdiskurses vor, in dem Zustimmung nicht durch persönliche und sachliche Abhängigkeiten erpresst wird, dann gäbe es den Ethikbetrieb nicht, denn er lebt davon, Moralfragen zu Expertenfragen zu machen (Bauman 1994c). Die Herrschaftlichkeit der medizinischen Versorgung nimmt durch die betriebswirtschaftliche Rationalisierung nicht ab, sondern wird nach Kriterien der *business economics* versachlicht. Die Auslagerung der Moral in einen professionellen Ethikbetrieb und die Rationalisierung nach Kriterien der einzelwirtschaftlichen Rentabilität bedingen sich wechselseitig.

Welcher Stationsarzt schrumpft subjektiv nicht zum Laien angesichts einer »angewandten« Ethik, die – in den Worten eines Ethikers – daherkommt als »Entscheidungskriterienberatung« im »sittlich-politischen Diskurs« und »als solche in der weltanschaulich pluralistischen Gesellschaft den Streit um die Semantik (d.h. um die konkurrierenden Welt-, Gesellschafts- und Menschenbilder) nicht nur auf die jeweiligen Begründungen, argumentativen Plausibilitäten und Kohärenzen zu untersuchen, sondern auch die jeweiligen Semantikangebote auf ihre Applikationsmöglichkeiten zur Gestaltung gesellschaftlicher Strukturen zu befragen« hat (Dabrock 2001). Wer sich da nicht seine eigene Inkompetenz eingesteht, kann nur größenwahnsinnig oder unverantwortlich sein.

Der Not des so geschaffenen Laien wird dann abgeholfen mit Information, Beratung und Belehrung durch die ausgewiesenen Ethikexperten. Die so konstituierte ethische Inkompetenz der Alltagsmenschen und die Autorität der Ethikexperten haben eine gemeinsame Grundlage: das Postulat von den »sauber begründeten« ethischen Prinzipien (Bauman 1994c). In einem Lehrbuch zur »Ethik in der Medizin« wird darauf eingegangen, dass Ärzte die medizinische Ethik »für überflüssig oder sogar schädlich halten« könnten, eine Position, die – wen könnte das überraschen? – »in ihrer Zuspitzung nicht haltbar« sei. Sie müsse nämlich behaupten, »ohne ethische Reflexionen fielen die relevanten Entscheidungen darüber, wie in der Medizin gehandelt werden soll, mindestens ebenso gut aus wie mit ihrer Hilfe« und könne »sogar die Definierbarkeit des ›moralisch Richtigen‹ schlechthin leugnen«. Jedoch gehöre auch »die Rechtfertigung solcher Behauptungen (...) ihrer Natur nach bereits zur Ethik« (Patzig/Schöne-Seifert 1995: 1). Nicht einmal zur Entscheidung, ohne Ethikexperten auszukommen, sind also die so erst gemachten Laien ohne deren Hilfe legitimiert.

Die Ethikexperten kommen bereits durch ihre bloße Existenz in eine überlegene Position gegenüber den ärztlich und pflegerisch Tätigen in den Institutionen. Letztere treffen in ihrer alltäglichen Arbeit die Entscheidungen meist nach Daumenregeln, die sie wahrscheinlich oft nicht einmal erklären können. Für gewöhnliche Alltagsmenschen sind ihre moralischen Urteile meistens implizit, und falls sie diese bewusst begründen, dann nicht auf fachethische Weise. Die Mitglieder des Ethikexpertenbetriebs hingegen verkünden Gesetze und Prinzipien und liefern Kriterien, deren richtige und sinngemäße Befolgung sie beurteilen.

Der Ethikbetrieb in der Medizin

Damit bringen sie die Alltagsmenschen in die Position der Inkompetenten. Sie bestimmen den Bezugsrahmen der Diskurse und damit weitgehend auch die Resultate. Sie legitimieren sich mit ihrem Zugang zu Wissen, das gewöhnlichen Menschen verschlossen ist. Ihre darauf beruhende Autorität ist somit normensetzend und urteilend zugleich. »Wirkliche Begründungen«, so Bauman, »haben strenger und weniger flüchtig zu sein als die unberechenbaren Gewohnheiten der Leute und ihre notorisch unlogischen und sprunghaften Ansichten«.

Die akademischen Begründungen der Ethikexperten sind weit entfernt vom oft chaotischen Treiben im Alltagsgeschehen eines Krankenhauses oder einer Arztpraxis. Dazwischen klafft eine Distanz in zweifacher Hinsicht: die der Fachperson zum Laien und die des Lieferanten von Entscheidungsbegründungen zum betroffenen Individuum Patient. Sie kennen den Patienten in der Regel nicht, können bzw. müssen ihm oder ihr nicht in die Augen blicken. Die erste Form der Distanz macht ihre Explikationen und Wertungen uneinsehbar, die zweite birgt in sich die Gefahr der Inhumanität, auch wenn sie im Gewand der Ethik daherkommt. Werden nämlich Entscheidungen aus der Unmittelbarkeit der Arzt-Patient-Beziehung in Fallkonferenzen ausgelagert, so können sie nicht mehr im »Antlitz des Anderen« (Levinas) getroffen werden.[7] Das kann folgenreich für den Inhalt sein und erhält damit seine eigene moralische Qualität. Entscheidungshilfen nach Falldarstellungen geraten in die Nähe von Entscheidungen »nach Aktenlage«, denn damit diese gefällt werden können, muss ein Bericht gegeben, formalisiert und abgelöst werden vom Individuum. Dessen Leiden, Ängste und Hoffnungen werden somit in gewisser Weise »banalisiert« (H. Arendt); aus seiner Individualität wird ein Fall. Die Distanz zum kranken Individuum wird vergrößert, mit dem Effekt, den man sich am Beispiel eines Bomberpiloten vergegenwärtigen kann: Es mag sich um eine Person handeln, der im Angesicht eines konkreten Menschen niemals in der Lage wäre, diesem auch nur ein Haar zu krümmen, während er aus der Distanz der großen Höhe mit Präzision sein Werk ganz »rational« ohne Skrupel gegen exakt die gleiche Person zu verrichten imstande ist.

4. Interessenkonflikt und moralische Dissonanz

Das ethische Hauptproblem der ökonomisierten Medizin sind weit weniger die »dramatischen« Entscheidungen der Intensivmedizin, derer sich der Ethikbetrieb der 90er Jahre öffentlichkeitswirksam angenommen hat, als die Alltagsentscheidungen, die Über- und Einweisungen, Verschreibungen, Anordnungen kostenträchtiger Diagnostik und Therapie sowie

Entlassungen. Überall kann es einzelnen Patienten geschehen, dass die Entscheidung, die für das Krankenhaus oder die Praxis rentabel ist, nicht identisch ist mit derjenigen, von der der größte Effekt für ihre Gesundheit und ihr Wohlergehen erwartet werden kann. Es liegt dann ein objektiver Interessenkonflikt vor, der ihnen meist nicht transparent gemacht wird. Es kann betriebswirtschaftlich rentabel sein, wirtschaftlich riskante Patienten zu meiden, ihnen effektive Leistungen vorzuenthalten, ebenso wie sie unnötigerweise zum Krankenhausfall werden können, falls niedergelassene Ärzte ihre Risiken betriebswirtschaftlich rational minimieren.

Über die berufsethischen Normen, die sie davor schützen sollen, dass ihre Gesundheit an der Rentabilität der dafür notwendigen Maßnahmen relativiert wird, bestand bis in die 90er Jahre in Deutschland wie in anderen westlichen Industrieländern weitgehend Konsens. Sie haben sich historisch aus der Situation des Kranken, den sein Kranksein unfrei, hilfs- und schutzbedürftig macht, entwickelt. In der Tradition der modernen hippokratischen Ethik formuliert, sollen die Ärzte das Wohlergehen des Patienten über die finanziellen Interessen (die akzeptiert werden) stellen und uneingeschränkt loyal gegenüber dem Patienten sein, d.h. allein im Interesse des Patienten handeln. Das ökonomische Vorteilskalkül wird hier akzeptiert, aber eindeutig als nachrangig hinter Versorgungsziel und -anspruch gestellt. Es ist wichtig zu betonen, dass die entsprechenden Erwartungen der Patienten und der Gesellschaft aus der objektiven Situation des Krankseins erwachsen und nicht aus einer ethischen oder moraltheologischen Idee. Wenn ich von »weitgehendem Konsens« spreche, so meine ich damit nicht, die medizinische Realität sei durchgehend davon geprägt gewesen, sondern, dass die entsprechenden Regeln immerhin so weit internalisiert waren, dass sie selbst im Regelverstoß noch akzeptiert wurden, indem man diesen im Dunkeln ließ, leugnete oder als Nicht-Verstoß zu interpretieren versuchte.

Diese Erwartungen an ärztliches Handeln schließen wirtschaftlich zweckrationales Handeln nicht aus, aber sie definieren es im Sinne einer »materialen Rationalität« (Weber 1964: 60), d.h. es wird auf ein übergeordnetes, ethisch definiertes, politisch gesetztes oder vertraglich vereinbartes Ziel orientiert. Ist das Ziel jedoch die Einhaltung eines Budgets oder einer Pauschale, dann ist die darauf orientierte Handlung wirtschaftlich im »formal rationalen« Sinne von »Rechenhaftigkeit«, deren Ideal die Reduzierung aller Qualitäten auf Geld ist (ebd.). Wirtschaftlichkeit im Sinne formaler Rationalität enthält keinen qualitativen Wertbezug. Formal rational kann ein kalkulierter Raubmord sein, wenn die Kosten des Mordes und das Risiko der Strafe zu dem realistisch geschätzten Geldvorteil ins Verhältnis gesetzt werden.

Der sozialrechtliche Leistungsanspruch der Patienten, wie er im Sozialgesetzbuch (SGB V) festgelegt ist, entspricht sowohl den ethischen Erwartungen als auch dem material rationalen Wirtschaftlichkeitsbegriff. Die Leistungen sollen »ausreichend, zweckmäßig und wirtschaftlich« sein. Vorgegeben wird ein qualitatives Leistungsniveau, das »dem allgemein anerkannten Stand der medizinischen Erkenntnisse« entspricht »und den medizinischen Fortschritt berücksichtigen« muss, also das wissenschaftlich Mögliche anstrebt, jedoch »das Maß des Notwendigen« nicht überschreiten soll (§ 2,1 SGB V). Das bestmögliche Versorgungsniveau soll also mit möglichst geringem Ressourceneinsatz erreicht und die Patienten von überflüssigen und schädlichen Leistungen verschont werden.[8]

Dass die Krankenhausärzte unter den Bedingungen von Budgetierung und Fallpauschalen immer wieder in einen Interessenkonflikt zwischen der treuhänderischen Loyalität gegenüber dem darauf vertrauenden Patienten und dem über finanzielle Anreize und organisatorische Sanktionssysteme vermittelten Rentabilitätsziel geraten, folgt nicht nur logisch aus den Anreiz- und Sanktionsstrukturen, sondern ist auch in empirischen Studien nachgezeichnet worden. Dieser Konflikt wurde sowohl in Fallstudien (Kuhlmann 1997; Kühn/Simon 2001; Simon 2001) als auch mittels quantitativer Erhebungen des laufenden empirischen Forschungsprojekts zum »Wandel von Medizin und Pflege im DRG-System« (WAMP)[9] ermittelt:

Zunächst zeigt sich, dass die Erwartungen der Patienten in erstaunlicher Weise sowohl mit dem Leistungsanspruch des SGB V als auch mit den oben skizzierten Imperativen der hippokratischen Ethik übereinstimmen. 4 007 Krankenhauspatienten wurde binnen eines Monats nach der Entlassung der Satz vorgelegt: »Ärzte müssen alles tun, was gesundheitlich notwendig ist und wirtschaftliche Fragen nachrangig berücksichtigen.« 80 % stimmten dem Satz »vollständig« und 13 % »eher« zu. 6,0 % teilten die Meinung nur noch »teilweise« und insgesamt lediglich 1,3 % waren ablehnend. Es dürfte nur wenige Ärzte oder Pflegekräfte geben, denen im Umgang mit Patienten diese Erwartung und die implizite berufsethische Norm, auf die ihr Gegenüber vertraut, nicht bewusst ist.[10] 63 % der Patienten sind zwar dafür, das medizinisch Notwendige und die Kosten abzuwägen, aber in dem Sinne, dass bei mehreren gleich effektiven und riskanten Behandlungsoptionen diejenige gewählt werden sollte, die weniger Kosten verursacht, wie es dem Wirtschaftlichkeitsverständnis des SGB V entspricht.

Im Sinne dieser Patientenerwartungen äußern sich 86 % der 2004 befragten 1 500 Krankenhausärzte[11], indem sie den Satz: »Aus Kostengründen muss man Patienten effektive Leistungen vorenthalten« ablehnen. Befürwortet wird die Rationierung ohne Abstriche von nur 3,7 % und eingeschränkt von 10,2 % der Ärzte. Allerdings ist die Zustimmung zu folgendem Satz gleichen Inhalts geringer: »Ärzte müssen alles tun, was gesundheitlich notwendig ist und wirtschaftliche Fragen nachrangig berücksichtigen.« Nur 24,9 % waren »voll« und 46,5 % »eher« dieser Meinung, insgesamt immerhin 71,4 %. Verglichen mit der Rationierungsfrage wird die uneingeschränkte Meinung statt von 55,5 %, nur noch von 24,9 % der Krankenhausärzte vertreten. Besonders auffällig daran ist der ungewöhnlich hohe Anteil gewählter relativierender, abgeschwächter oder unverbindlicher Antwortmöglichkeiten (»eingeschränkt richtig«, »eher falsch«, »problematisch« usw.). Das deutet auf große Unsicherheit in einer Situation hin, in der die herkömmlichen Normen in Frage stehen, aber neue sich noch nicht herausgebildet haben bzw. (noch?) nicht habitualisiert sind. Insgesamt stimmt die überwiegende Mehrheit der Krankenhausärzte also einer Wirtschaftlichkeit im material rationalen Verständnis sowohl der Berufsethik als auch der Sozialgesetzgebung zu. Zeichen der Unsicherheit sind allerdings unverkennbar.

Wie schätzen die Krankenhausärzte aber die Realität im eigenen Erfahrungsbereich ein? Hier zeigt sich der Konflikt: Während 86 % mehr oder weniger deutlich die Vorenthaltung effektiver Leistung aus Kostengründen ablehnen, wird die Nachrangigkeit des Kostenkalküls hinter der medizinischen Notwendigkeit nur von 8,9 % in ihrem Bereich ohne Einschränkung als realisiert angesehen. Lediglich 11,4 % der Ärzte, die der Nachrangigkeit des Kostenkalküls hinter dem medizinisch Notwendigen normativ voll zustimmen, arbeiten in einem Kontext, in dem das nach ihrer Einschätzung tatsächlich auch der Fall ist. Ein großer Teil der Krankenhausärzte arbeitet also subjektiv in einer Realität, in der das, was sie moralisch für richtig erachten, nicht ihre Praxis ist. Das fällt besonders deshalb ins Gewicht, weil es sich hier um eine weitgehend selbst gestaltete Realität handelt, denn ob im Konfliktfall dem Kostenkalkül oder der medizinischen Notwendigkeit das Primat zukommt, ist ja Resultat von Arztentscheidungen.

Wenn der subjektive Sinn für das Gute und Richtige und das eigene Handeln so weit auseinanderdriften, haben wir es mit einer beträchtlichen »moralischen Dissonanz« zu tun. Sie ist ein typisches Umbruchsphänomen, mit dem die meisten Individuen auf die Dauer nicht leben können und wollen. Die moralische Dissonanz ist subjektiver Ausdruck des objektiven Interessenkonflikts, der die unbewussten und vorreflexiven Elemente des individuellen Habitus einschließt und den Individuen quälendes psychisches Unbehagen bereiten kann, das lang anhält und

Der Ethikbetrieb in der Medizin

tief ans Selbstbewusstsein rührt. Die Individuen werden – meist unbewusst, aber mit umso größerer Energie – alles daransetzen, um den inneren Konflikt möglichst umgehend wieder zu harmonisieren, wobei die individuellen Strategien verschiedenster und gegensätzlichster Art sein können. Auf einem Kontinuum eingetragen stünde am linken Ende das Festhalten an der moralischen Orientierung, das sich in individuellen oder kollektiven Versuchen, eine andere Praxis durchzusetzen, ebenso äußern kann wie im Tätigkeits- oder Berufswechsel, womit eine Minderheit der Befragten liebäugelt. Am rechten Ende stehen die Verinnerlichung des Gesollten und seine psychische Rationalisierung zum Gewollten. Dazwischen liegt eine Vielfalt von Kompromissen mit entsprechenden Legitimationsfiguren, ideologischen Beruhigungspflastern und Wahrnehmungsfiltern. Die Beziehung zum Patienten wird nicht zuletzt durch die Unaufrichtigkeit beeinträchtigt, mit der die vom ökonomischen Rentabilitätskalkül motivierte Entscheidungen als medizinische Notwendigkeit ausgegeben werden (Simon 2001; Vogd 2004: 182).

Es liegt nahe, dass die Nachfrage nach den Angeboten des Ethikbetriebes weitgehend aus dem ungerichteten und teilweise auch vorreflexiven Bedürfnis erwächst, das quälende Dissonanzerleben zu überwinden. Zwar teilen sich die Erwartungen der konkreten Patienten nur dem dafür offenen Arzt mit und lassen sich zudem durch Kommunikation manipulieren, aber selbst plausible Beruhigungspflaster und Legitimationsfiguren vieler Ärzte klingen oft autosuggestiv. Die in Interviews häufig anklingende Ängstlichkeit vor Kunstfehlerklagen erscheint absurd übertrieben gemessen an den verschwindend wenigen Patienten, die das tatsächlich tun. Vermutlich drückt sich auch hier das vom Dissonanzerleben herrührende Unbehagen aus.

Prinzipiell ließe sich dem Unbehagen in Fällen der Unvereinbarkeit auch zulasten der formal rational betriebswirtschaftlichen Seite des Interessenkonflikts entkommen. Aber diese Seite ist sanktionsbewehrt, ihre Verletzung führt je nach Institution unmittelbar zu Nachteilen verschiedener, oft gravierender Art, worunter die soziale Isolierung sicher nicht die geringste ist. Vor allem lässt sie sich weder durch Kommunikation noch durch psychische Rationalisierungen beschwichtigen.

5. Moralische Wertungen, Sachurteile und Ideologie

Wer nichtphilosophisch und uninformiert an den Ethikbetrieb herangeht, würde wahrscheinlich erwarten, es gehe seinen Mitgliedern darum, den Ärzten dabei zu helfen, in diesen Interessenkonflikten ihre berufsethischen Werte auch gegen die widrigen Umstände des ökonomischen und sozialen Drucks zu behaupten. Ich habe zahlreiche der verbreiteten Lehrbücher, Sammelbände[12] und andere Veröffentlichungen zur medizinischen Ethik durchgesehen und an keiner Stelle auch nur die theoretischen Voraussetzungen dazu gefunden.[13] Diese müssten zumindest darin bestehen, den ökonomischen, sozialen und politischen Kontext, in dem ethische Werte im materiellen Sinn »gültig« sind, also sich praktisch bewähren oder Gültigkeit verlieren, überhaupt zu erfassen und systematisch zu analysieren. Wie will man ohne die Analyse des realen Kontextes solcher Interessenkonflikte zu gültigen Handlungsoptionen gelangen?

Bei aller »Pluralität«, auf die man sich im Ethikbetrieb viel zugute hält, scheinen die Sprachspiele (ethischen Reflexionen) einer Grundregel zu unterliegen, die niemals explizit geäußert, aber stillschweigend geteilt zu werden scheint: Fragen nach dem sozialen, ökonomischen und herrschaftlichen Kontext der moralischen Einstellungen und Verhaltensweisen werden suspendiert. Man ist befangen in der Illusion, Bewusstsein könne sich selbst durchschauen, ohne Bezug zur Objektivität und ohne »das Subjekt der Objektivierung selbst zu objektivieren« (Bourdieu 2001).Was nach der impliziten Regel als ethische Reflexion gelten darf, ist die Erörterung aller möglichen Gedanken, Ideen, Standpunkte, Überzeugungen, Begriffe und Worte außerhalb jedes systematischen, den Grundregeln der Wissenschaftlichkeit genügenden Bezugs zu ihrem gesellschaftlichen Kontext. Zwar wird oft formal systematisch, in Grund- und Folgesätzen und logischer Schlüssigkeit argumentiert, aber das ist meist kaum mehr als professionell habitualisierter Sprechstil und nicht selten Rabulistik.

Gegen diese Einschätzung mag vorgebracht werden, sie träfe zwar auf die allgemeine Moralphilosophie bzw. Ethik zu, aber nicht auf die Bioethik bzw. medizinische Ethik, deren Programm es sei, »anwendungsbezogen (…) auf die Bereiche Biowissenschaften, Medizin und Umwelt« zu sein.[14] Dieser Einwand ist insofern teilweise berechtigt als man in vielen medizinethischen Betrachtungen durchaus Hinweise auf institutionelle Bedingungen und finanzielle Begrenzungen findet. Wo aber der sozialökonomische und politische Kontext aufscheint, ist er ideologisiert.

»Ideologie« meint Aussagen, die durch außerwissenschaftliche Faktoren befangen und unwahr sind. Mit Ideologien werden versteckte Interessen transportiert, wobei dies dem Aussagenden unbewusst bleiben kann. Ein Beispiel ist die Anwendung des Begriffs »Kunde« auf Krankenhauspatienten. In ihm versteckt sich das Interesse, die ärztliche Dienstleistungsarbeit, deren Arbeitsgegenstand der Kranke ist,

Der Ethikbetrieb in der Medizin

nach kapitalwirtschaftlichen Kriterien zu rationalisieren und dabei die widerstrebenden Kräfte berufsethisch motivierter Ärzte zu überwinden. Während der Begriff Patient noch auf die Situation derer hinweist, um die es geht, ist das beim »Kunden« nicht mehr der Fall. Er ist ein Geschäftspartner. Niemand kann daran zweifeln, dass die Haltung gegenüber kranken Menschen eine andere ist als die gegenüber Geschäftspartnern. Sorgende Verantwortung für die Person des Käufers, die über die Geschäftsbeziehung – bzw. den eigenen Vorteil – hinausgeht, ist weder in der Theorie noch in der Praxis des Marktverhaltens vorgesehen. Auf Märkten wird die Schwachheit des ungeschützten Anderen nicht kompensiert, sondern verwertet. Diesen in der Marktrhetorik versteckten Interessen ist es förderlich, wenn solchermaßen die Hemmungen beseitigt werden, dies gegenüber den Patienten zu tun.

Max Weber definiert ethisches Werten als Einschätzungen eines festgestellten Sachverhaltes »als verwerflich oder billigenswert« (Weber 1985: 489). Es gilt also, bei medizinethischen Abhandlungen zu unterscheiden zwischen dem Sachverhalt bzw. Sachurteil und der ethisch wertenden Einschätzung (Werturteil). Die Empirie eines Soseins und die Bewertung dieses festgestellten Soseins sind zweierlei. Sachurteile können auf ihre Übereinstimmung mit der Wirklichkeit geprüft werden und insoweit »wahr« sein, während Werturteile »gültig« sein können oder nicht. Wertungen werden also einem als wahr angenommenen Tatbestand »beigemessen«, d.h. Sachverhalte sind nicht werthaft, sie bestehen unabhängig von unserem Nachdenken über sie; werthaft werden sie immer nur für uns und durch uns (Hofmann 1961: 17). Die Frage ist nun, ob damit das Werturteil als rein subjektiv und damit beliebig (gültig in Abhängigkeit von der jeweiligen philosophischen oder theologischen Schule) angesehen werden kann. Das ist nicht der Fall, da auch ein Werturteil nicht nur deswegen gültig ist, weil es allgemein bzw. in einer Gruppe geteilt wird. Ohne das hier im Einzelnen abhandeln zu können, möchte ich wenigstens andeuten, dass moralische Werte und damit auch ethische Aussagen in einer dauernden Verbindung mit der objektiven Wirklichkeit stehen.

Gültige Werturteile können nicht auf unwahren Sachurteilen beruhen. Wertungen auf der Grundlage unwahrer, nur behaupteter Sachverhalte sind Ideologie, d.h. Aussagen, die auf außerwissenschaftliche, meist auf gesellschaftlichen Partikularinteressen beruhenden Befangenheiten zurückgehen. In der historischen Perspektive lässt sich leicht erkennen, dass moralische Werte letztlich auf Seinsurteile und damit auf Erfahrungen (Empirie) in der Vergangenheit zurückgehen, auch wenn der Weg, auf dem Erfahrungen zu Normen wurden, oft nicht bis ins Einzelne nachgezeichnet werden kann. Wenn aber diese Beziehung zwischen Sach- und Werturteilen umgekehrt wird, also Sachurteile aus Werturteilen abgeleitet werden, wenn Sachaussagen für »wahr« oder »falsch« erklärt werden nach Maßgabe der Tauglichkeit in den gesellschaftlichen Auseinandersetzungen, dann haben wir es mit Ideologie und Erkenntnisverzerrung zu tun. So schrieb der Ökonom Werner Hofmann:

»Jede Theorie folgt in ihrer Fragestellung legitimerweise den Bedürfnissen ihrer Zeit. Wo allerdings das Bedürfnis nicht die Frage, sondern das Ergebnis bestimmt, wo der Wunsch nach einem bestimmten Resultat sich des Forschenden bemächtigt, da ist eine allgemeine Voraussetzung der Ideologisierung einer Lehre gegeben (...) [der] Fehlmeinung mit gesellschaftlicher Adresse, [dem] Irrtum mit Tendenz.« (Hofmann 1968: 119f.)

Das möchte ich an zwei Beispielen prominenter Repräsentanten des Ethikbetriebs zeigen: Wer sich in die Situation der in dem oben skizzierten Interessenkonflikt befindlichen Ärzte einfühlt, wird spüren, dass das Dissonanzerlebnis umso effektiver gemildert, das entscheidende Individuum umso besser entlastet werden kann, je legitimer die Vorrangigkeit rentabilitätsgerechter Entscheidungen vor der treuhänderischen Loyalität zum Patienten empfunden wird. Eine Entlastungsmöglichkeit ist das Bild vom Patienten. Es ist ein Unterschied, ob ich den Patienten als einen kranken Menschen betrachte, der Schmerzen, Risiken für dauerhafte Behinderungen und Tod, Angst, Bedrohungen des Selbstwertgefühls und des sozialen Status ausgesetzt ist, oder einen Menschen mit »ausufernden Begehrlichkeiten«, »tendenzieller Unersättlichkeit«, »jener Pleonexia, ein Mehr-und-immer-mehr-Wollen [vgl. Platon, Politeia Buch II, 372c ff.], das alles Menschliche (…) mit ausufernden Begehrlichkeiten bedroht« (Höffe 1999: 159). Anstatt den prüfenden Blick auf das empirische Sein zu richten, zu fragen, ob »der Mensch« tatsächlich so beschaffen ist, dass er seinen Konsum an Krankenhaustagen, Röntgenaufnahmen und Herzoperationen bedenken- und maßlos maximieren will, fabuliert der Philosoph auf 29 Seiten mit Sokrates, Platon, Descartes und Shakespeare (außerhalb ihres historischen Kontexts), und wie zufällig kommen am Ende Vorschläge für eine – sozusagen anthropologisch angemessene – Krankenversicherung (»Gesundheitspolitik im Geiste Platons« [ebd.: 163]) heraus, die exakt derjenigen der FDP oder eines Unternehmerverbandes gleicht. So werden Partikularinteressen der gesellschaftlich hegemonialen Minderheit, getarnt mit allerlei Bildungsgerümpel[15], unzutreffenden Tatsachenbehauptungen und gewitzten Verdrehungen, zum Ausdruck universeller Tugenden wie die der »Besonnenheit und Gerechtigkeit« veredelt: der Ethiker als Funktionär der

Der Ethikbetrieb in der Medizin

bestehenden sozialen und ökonomischen Machtkonstellationen und des diesen dienenden Zeitgeistes.

Das in solchen ethischen Reflexionen enthaltene Angebot an die von moralischen Dissonanzen gebeutelten Ärzte lautet: Ihr enthaltet dem Patienten keine notwendige Leistung vor, sondern setzt seiner »ausufernden Begehrlichkeit« Grenzen. Indem Ihr so handelt, lehrt Ihr ihn, »die Endlichkeit anzuerkennen« und das »Sich-Fügen in die Gebrechlichkeit des Menschen und seine Sterblichkeit« (ebd.: 170f.). Euer Handeln entspricht der »Gerechtigkeit« und den vier empfohlenen »medizinischen Kardinaltugenden (...) der Klugheit, der Zivilcourage, (...) der Besonnenheit [und der ...] Gelassenheit« (ebd.: 171). Abgesehen davon, dass es sich auf Kosten anderer leicht »gelassen« sein lässt, wird hier die erhabene Position der Macht eingenommen, die sich weise und liberal gibt. Wie erbärmlich heruntergekommen die liberale Tugend der »Zivilcourage« in dieserart Philosophie bereits ist, mag man daran erkennen, dass sie nicht etwa dem Arzt zugesprochen wird, der sich um seines Patienten willen mit der Macht (etwa der Krankenhaushierarchie oder der Krankenversicherung) anlegt, sondern jenen, die dem aus dem Kranksein heraus ohnmächtigen, schutzbedürftigen und vertrauenden Patienten wirksame medizinische Hilfe vorenthalten.

Eine weitere ideologische Entlastung in diesem Interessenkonflikt bedeutet es, wenn man überzeugt sein kann, dass die (sozialversicherten) Patienten für ihr Kranksein selbst und individuell die »Verantwortung« tragen im doppelten Sinne von Schuld und von der Verpflichtung zur Lastübernahme. Soweit Krankheit nicht dem »Schicksal« (z.B. der Genomausstattung) zugeschrieben werden kann, ist sie dann Resultat von Fehlanpassungen und Fehlverhalten. Natürlich erfolgt die Zuteilung von Schuld und Pflicht an die Individuen, das »blaming the victim«, stets von oben nach unten und erreicht sein Ziel, wenn es zur Selbstbeschuldigung verinnerlicht wird und zur Entsolidarisierung führt. Ökonomie und Staat sind dann entlastet und die Opfer wehrlos.

Auch wenn der akademische Ethikbetrieb im Versorgungsalltag unmittelbar noch keine große Rolle spielt, so geben seine Hervorbringungen ein Bild von ideologischen Strukturen. Die Subjektivierung als Verlegung der Ursachen von Krisen und Krankheit in die Individuen zwecks Entlastung der Verhältnisse kann am Beispiel eines weiteren Marktführers des Ethikbetriebs vorgeführt werden. Sass (1991) stellt die Frage »Wer trägt eigentlich die Verantwortung für die Gesundheit?«. Nicht überraschend lautet seine Antwort: der Einzelne. Wenn es um Verantwortung geht, dann sollte die erste Frage der Freiheit gelten, ihr gerecht zu werden. Das verlangt nichts anderes als den Aufweis realer

Möglichkeiten, individuell innerhalb seines jeweiligen sozialen Kontextes auf die Bedingungen der eigenen Gesundheit einzuwirken. Daher würde man von einem Ethikexperten erwarten, dass er als Fragesteller zunächst einmal die Realität bzw. das, was die gesundheitswissenschaftliche (epidemiologische und ätiologische) Forschung darüber weiß, danach befragt, welches denn objektive Bedingungen für Gesundheit sind, wo entsprechende Freiheiten der Individuen liegen könnten und unter welchen sozialen Bedingungen einer davon Gebrauch machen kann. Auf dieser Grundlage könnte dann Individuen und Institutionen ihre spezifische Verantwortung zugeschrieben werden. Es ist freilich leichter, mit dem Mainstream über der Sache zu schweben, als in der Sache zu sein.

Statt aus den empirischen Zusammenhängen von persönlichen Möglichkeiten zur Einwirkung auf die eigene Gesundheit leitet Sass Verantwortung aus dem »Interesse« ab und zwar mit drei aufeinander folgenden Schlüssen:

»Wenn Gesundheit eine wesentliche Bedingung ist und Voraussetzung für das Leben, zumal für ein gutes Leben, dann (!) sollte der Einzelne selbst das größte Interesse an seiner Gesundheit haben. Er sollte sich deshalb (!) nicht nur als den hauptsächlichen Nutznießer seiner Gesundheit verstehen, sondern auch vorrangig selbst für sie sorgen und für die Kosten ihrer Unterhaltung, Unterstützung und Verbesserung aufkommen. Wenn dieses Argument wahr ist, dann (!) sollte das Sprechen von ›Rechten‹, das in den Debatten um das Gesundheitswesen weit verbreitet ist, einem Sprechen von ›Verantwortung‹ als dem primären begrifflichen Rahmen weichen (…).« (Sass 1991: 56f.)

Wie kann aus »Interesse« Verantwortung abgeleitet werden? Wenn ich »selbst das größte Interesse« an Frieden und Rechtsstaatlichkeit habe, dann ist für mich damit keineswegs die Möglichkeit gegeben, für Frieden und Rechtsstaatlichkeit »vorrangig selbst zu sorgen«. Zwar bin ich als Bürger eines demokratischen Gemeinwesens mit verantwortlich für friedliche und rechtsstaatliche Verhältnisse, aber »vorrangig« dafür sorgen zu wollen, setzt Größenwahn voraus. Ebenso verhält es sich mit den sozialen, ökonomischen, ökologischen und kulturellen Bedingungen der Gesundheit, auf die die Individuen zwar Einfluss nehmen können, aber von denen sie in der Regel überwiegend abhängig sind.

Statt aus realen Zusammenhängen ethische Folgerungen zu ziehen, werden im Sprachstil logischer Schlussfolgerungen dem gewünschten Ergebnis (der Einzelne ist verantwortlich) die Aussagen über die Realität angepasst. Sass macht zwar Aussagen zur Sache, aber er macht sie unter der Hand, unbegründet und falsch informiert: »Für den Bereich der Medizin heißt das, dass der einzelne Bürger als Patient selbst die Prioritäten in seinem Lebensstil setzen muss.« (Ebd.)[16] Damit wird erstens unterstellt, die Prioritäten des Lebensstils seien die primäre Krankheitsursache, und zweitens seien sie für die Individuen frei wählbar. Dem Leser wird auch hier auf rabulistische Weise nahe gelegt zu schließen: »Wenn du also krank bist, dann bist du deiner Verantwortung nicht gerecht geworden, dann hast du falsch gelebt«. Die Aussagen zur Kausalität von Gesundheit und Krankheit, die ja nicht primär philosophische sind, folgen nicht aus den vorliegenden wissenschaftlichen Erkenntnissen dazu, sondern aus dem sozialen Vor-Urteil in professionell philosophischer Form. Erschiene nämlich Gesundheit nicht primär als Verhaltensresultat und wäre das Verhalten nur eingeschränkt und sozial ungleich frei wählbar, wie es die Sozialepidemiologie international tausendfach belegt hat, dann könnte der Einzelne nicht »vorrangig« verantwortlich gemacht werden, was aber das Ziel der gesamten Argumentation ist. Das gewünschte Resultat steht hier schon fest, bevor so genannte ethische Reflexion begonnen hat.

Zurück zu dem oben skizzierten ärztlichen Interessenkonflikt: Wir haben festgestellt, dass Werte real »ungültig« werden können, weil sie unter gewandelten objektiven Bedingungen des institutionellen Settings von den Erfahrungen nicht mehr als angemessen bestätigt werden. Würde diese Feststellung universell gelten, dann hieße das im Fall des ärztlichen Interessenkonfliktes: »Die Tugend der ungeteilten treuhänderischen Loyalität gegenüber dem Kranken führt bei prospektiver Finanzierung und Wettbewerb und der diese verstärkenden Sanktionsverhältnissen systematisch zu Nachteilen und Risiken seitens der Ärzte, sie wird also nicht mehr durch Erfahrung bestätigt und weicht darum anderen Wertvorstellungen und Tugenden, wie sie im Ethikbetrieb in vielfältiger Weise empfohlen werden«. Der erste Teil dieser Aussage ist ein zutreffendes Sachurteil. Hinter ihren zweiten, schlussfolgernden Teil kommen wir aber erst, wenn wir neben der historischen Relativität der Werte eine zweite, die soziale Relativität aufgedeckt haben:

Die Gültigkeit von Werten verändert sich nicht nur im historischen Wandel, sondern auch zwischen den Gruppen unterschiedlicher sozialer und wirtschaftlicher Existenzbedingungen. Man kann das zuspitzen auf die Feststellung, dass die Gültigkeit einer ethischen Wertung nur dort gegeben ist, wo sie auf reale Existenzbedingungen zutrifft. Falls es zutreffen sollte, dass für Ärzte unter den Zwängen der prospektiven Finanzierung und der Konkurrenz die Tugend der treuhänderischen Loyalität zum Patienten an realer Gültigkeit verliert[17], dann gilt das damit aber noch lange nicht für den entsprechenden Anspruch der Patienten, weder individuell noch für alle Individuen der Gesellschaft, die sowohl potentielle Patienten als auch Angehörige von Patienten sind. Denn die Gültigkeit ihrer moralischen Erwartung an die Ärzte folgt nicht aus ethischen Reflexionen, sondern aus der Situation des Krankseins. Sie suchen Ärzte auf, weil sie erwarten, dass ihre krankheitsbedingte Not von diesen gewendet werden kann. Sie setzen voraus, dass die Ärzte in diesem Sinn ihnen gegenüber treuhänderisch loyal sind, also in ihrem und nicht im Interesse Dritter handeln. Der moralische Wert, das ökonomische Vorteilskalkül dem Primat des Patientenwohls nachzuordnen, ist nicht freihändig, sozusagen postmodern geschöpft, sondern folgt aus der Situation des kranken Menschen. Dieser Wert ist also begründet durch Sachverhalte, die prinzipiell empirisch überprüfbar sind.

»Ideologische« Qualität erhalten Wertungen dann, wenn sie als partial gültige Gruppenwertungen universalisiert, zu allgemeinen erklärt werden. Die dominierenden sozialen Gruppen einer Gesellschaft oder eines gesellschaftlichen Feldes sind dies nicht zuletzt deshalb, weil sie es vermögen, ihre partikularen Interessen als allgemeine moralische Normen erscheinen zu lassen. Das Verhältnis sozialer Überlegenheit wiederholt sich auch auf der Ebene der moralischen Werte. Das für eine stabile Klassengesellschaft erforderliche Maß des Einverständnisses der Machtunterlegenen muss durch die Propagierung übereinstimmender Werthaltungen gesichert werden.

»Ein und das gleiche für wert oder unwert zu halten wirkt immer gesellschaftlich ›integrativ‹ und schränkt den Rahmen eigenwilligen Denkens und Handelns der Wertunterworfenen ein. Die gesellschaftlich Überlegenen formen die Sichtweise der Gesamtgesellschaft; das ihnen Adäquate und daher für sie Gültige soll zum allgemein Geltenden werden.« (Hofmann 1961: 28)

Kurz gesagt: eine herrschaftliche Funktion von Moralphilosophie besteht darin, partiale Interessen der Privilegierten in allgemeine Normen zu übersetzen. Wenn derzeit als Folge der Anpassungsstrategien der Krankenhäuser an prospektive Finanzierung und Wettbewerb die ärztlichen Handlungsbedingungen und Interessen in Widerspruch geraten mit den gestern noch gültigen berufsethischen Normen, dann verlieren diese nicht zugleich auch ihre Gültigkeit für die machtunterlegenen Kranken, denn diese sind ja damit nicht weniger hilfs- und schutzbedürftig. Vielmehr bedeutet es, dass die Arzt-Patient-Beziehung und das in ihr stattfindende Versorgungsgeschehen für einen Teil der Patienten mit Interessenkonflikten belastet sind. Diese sind eine objektive, empirisch überprüfbare Quelle von Versorgungsrisiken (Rodwin 1993; Thompson 1993). Solange sie hinwegschwadroniert werden, können sie aber weder identifiziert noch verhütet werden.

6. Im Namen der »Knappheit«

Mit ihrem Ausschluss aus der ethischen Reflexion bzw. ihrer Ideologisierung hören die ökonomischen, sozialen und politischen Verhältnisse freilich nicht auf zu agieren, sie tun es nur unsichtbar. Daher verbleiben die gesellschaftlich wertenden Positionen der Ethiker, ihre Parteiischkeit und Apologetik meist im Impliziten, werden nicht klar zur Diskussion gestellt, sondern suggeriert, nahe gelegt. Wenn beispielsweise von Ökonomie gesprochen wird, dann wird nicht die wachsende Dominanz des ökonomischen Verwertungskalküls und dessen Borniertheit gegenüber nichtverwertbaren moralischen Werten und menschlichen Bedürfnissen zum Thema gemacht, sondern es werden Stereotype wie »zunehmende Knappheit«, »leere Kassen« oder »Ende der Finanzierbarkeit« bemüht. Diese werden weder auf ihre empirische Gültigkeit befragt noch in den prozessualen, historischen Zusammenhang gestellt. Sie nehmen damit den Charakter von affirmativen und impliziten Verzichtsmetaphern an. Diesen gegenüber gilt es, Anpassungstugenden an den Tag zu legen. Fast durchgängig ist von einer – oft noch mit dem Adjektiv »zunehmend« versehen – »Ressourcenknappheit« die Rede, während im realen Wirtschaftsleben die Produktivkräfte permanent wachsen. Das ökonomische Hauptproblem der Industrieländer ist nicht die Ressourcenknappheit, sondern im Gegenteil der nichtabsetzbare Überfluss, die Überkapazität, das ungenutzte Potenzial, die brachliegende Arbeitskraft.

Wieso aber die permanente Betonung der Knappheit? Gesundheitspolitik auf der gesellschaftlichen Makroebene ist weitgehend die Anwendung wirtschaftsliberaler staatlicher Finanzpolitik auf das Gesundheitswesen. Sie verstärkt sowohl die Ungleichheit in der sozialen Vermögens- und Einkommensverteilung als auch den Widerspruch zwischen privatem Reichtum und öffentlicher Armut (Kühn 2003b). Und genau diese politisch erst hergestellte öffentliche Armut erzeugt durch die Ausblendung des Zusammenhanges eine »gefühlte Knappheit« in öffentlichen und gemeinnützigen Einrichtungen. Es würde wenig Mühe kosten, diese Knappheit im Gesundheitswesen auf ihre vermeidbaren Ursachen zurückzuführen. Um nur eine zu nennen: Seit Beginn der 80er Jahre drückt der sinkende Lohnanteil am Sozialprodukt den Wertverfall der Arbeitskraft auf den Arbeitsmärkten aus, denen die Lohnabhängigen zudem mit jedem Schritt der Deregulierung mehr ausgesetzt werden. Die Arbeitslosigkeit drückt sowohl auf die Zahl der abhängig Beschäftigten als auch auf die Lohnhöhe. Während das schnell auf die individuell verteilten Lohnbestandteile durchgeschlagen hat, war das für die sozialstaatlich verteilten Elemente des gesellschaftlichen

»Reproduktionsfonds der Arbeitskraft« (Kühn 1980: 140ff.) lange Zeit nicht entsprechend der Fall. Da Arbeitslosigkeit weder gesund noch jung macht, sinkt der Finanzbedarf der Kranken- und Rentenversicherungen nicht mit dem Rückgang der Einnahmen. Die daraus resultierenden Beitragssatzerhöhungen konnten im neoliberalen Sinne erfolgreich als »Krise des Sozialstaats« und Beleg seiner »Unbezahlbarkeit« gedeutet werden. Diese interessierte Fehldeutung wiederum bildet den Ausgangspunkt für die medizinethische Knappheitsliteratur. Auch hier ist die Medizinethik wieder – möglicherweise von manchen Ethikern ungewollt – parteiisch und zwar im Sinne einer Rationalität, die sich an der Macht orientiert.

Je stärker es den Arbeitgebern gelingt, die Reservearmee der Arbeitssuchenden und die Unsicherheit der Arbeitsplätze in höhere Gewinn- und entsprechend niedrigere Lohnanteile umzumünzen, desto geringer werden die Beitragseinnahmen mit dem Resultat weiterer Beitragssatzsteigerungen und damit Legitimationsverlusten der GKV.[18] Der finanzielle Druck auf die GKV wird mittels prospektiver Finanzierungsanreize (Budgets, Pauschalen) an die Leistungserbringer weitergegeben, die es ihrerseits an ihre Klientel weiterreichen können. Die binneninstitutionellen Anreiz- und Sanktionssysteme in den Krankenhäusern wiederum sollen Ärzte und Pflegepersonal dazu veranlassen, in ihrem eigenen (Einkommens- und Arbeitsplatz-) Interesse die relative Wertsenkung der kollektiven Lohnbestandteile gegenüber den Patienten umzusetzen. Sie erkennen meist nicht, dass sie, indem sie den Sparanreizen folgen, neoliberale, an den Interessen gesellschaftlicher Minderheiten von Kapitaleignern orientierte Wirtschaftspolitik am Krankenbett umsetzen. Der Mainstream des Ethikbetriebes gibt diesem Vorgehen die moralischen Weihen und lässt die erleichterten Ärzte meinen, sie handelten verantwortlich und – je nach philosophischer Schule – für »die Gesellschaft« oder tugendhaft und rational im Namen der Knappheit, wenn sie tatsächlich die ökonomische Entwertung der Arbeitskraft (fallende Lohnquote) mit der Entwertung des sozialversicherten Patienten fortsetzen. Man darf daran zweifeln, dass einem weniger willfährigen Ethikbetrieb ebenso viele zusätzliche Ressourcen zur Verfügung gestellt würden – in Zeiten »zunehmender Knappheit«.

Der Interessenkonflikt, in den die Ärzte gestellt sind, ist ein objektiver Sachverhalt, der unabhängig vom Erlebnis der moralischen Dissonanz existiert und ein sachliches Risiko für unangemessene ärztliche Entscheidungen darstellt. Er ist auch ein sachliches Risiko für die Arzt-Patient-Beziehung als »ethische Beziehung«, in der die Sorge um den Patienten und im Gegenzug dessen Vertrauen notwendigerweise über

Der Ethikbetrieb in der Medizin

das Maß der Geschäftsbeziehung hinausgehen muss. Auf der einen Seite des Interessenkonflikts, der alles andere ist als ein unvermeidbares und damit tragisches »Dilemma«, sind die Erwartung und das Vertrauen des Patienten, die ihrerseits zurückgehen auf die objektive Lage des Krankseins und die damit verbundene Schutzbedürftigkeit (Kühn 2005). Für einen durch Krankheit unfreien Menschen ist das Vertrauen nicht bloß eine Wahloption, sondern in seiner Lage *muss* er vertrauen können. Hinzu kommt, dass der Erfolg vieler diagnostischer und therapeutischer Prozeduren davon abhängt, ob sie auf einer Vertrauensbasis erfolgen (Mechanic/Schlesinger 1996). Somit ist auch der berufsethische Imperativ, das Wohl des Kranken über das ökonomische Interesse zu stellen, nicht nur in einem »idealistischen« Sinn gültig im Sinne eines allgemeinen Konsenses in der Gesellschaft, sondern beruht u.a. auf dem Erfahrungswissen über das Kranksein und die Arzt-Patient-Beziehung, das objektiven Gehalt hat. Auf der anderen Seite des Konflikts stehen keine abstrakte Knappheiten, sondern politisch gewollte und durch Marktmechanismen forcierte betriebswirtschaftliche Imperative, die völlig unabhängig von allen ethischen Reflexionen Druck ausüben. Der Ethikbetrieb hilft nicht, diesem Druck zu widerstehen, indem sein interessenhaltiger Charakter enthüllt wird, sondern schwächt den Widerstand und nährt die Hoffnung auf erleichterte Gewissen.

In der Frage der moralischen Zulässigkeit der Leistungsvorenthaltung (Rationierung) ist der Ethikbetrieb bereits Partei, bevor die Pluralität der ethischen Systeme überhaupt ins Spiel kommt. Seit Jahren konkurrieren Philosophen, Theologen und Ökonomen um die vernünftigsten Begründungen und Kriterien für die Rationierungs- bzw. Priorisierungsentscheidungen. Mit anderen Worten: Nach welchen vernünftigen Kriterien kann man Patienten wirksame und nützliche Leistungen aus Gründen ökonomischen Kalküls vorenthalten? Die Teilnahmeberechtigung für diesen – ganz gewiss nicht herrschaftsfreien – Diskurs um das Wie erwirbt man sich durch ein zustimmendes Vor-Urteil über das Ob.

Damit man im diskursiven Wettbewerb um das beste ethische Begründungsverfahren überhaupt mittun kann, muss man die ökonomische Unausweichlichkeit solcher Entscheidungen zunächst einmal stillschweigend akzeptieren. Wer den ökonomischen Sachzwangcharakter für die Rationierung als Vorwand erkennt und diesen für verwerflich hält, der kann natürlich nicht auf den Tagungen über geeignete Rationierungsverfahren und Legitimationen brillieren. Was hier feilgeboten wird, sind fachethische Lösungsangebote und Gewissensentlastungen. Es gilt – so wirbt ein Ethiker –

»Rationierung zu explizieren und damit Kriterien zu benennen, nach denen die ausdrückliche Feststellung einer Vorrangigkeit bestimmter Indikatoren, Patientengruppen oder Verfahren vor anderen plausibilisiert werden kann. Insofern als bei diesem als Priorisierung bezeichneten Verfahren (...) nicht nur Anwendungs- und Gestaltungs-, sondern Begründungs-, Kriterien- und Rechtfertigungsfragen von zentraler Bedeutung sind, kann angewandte Ethik hier ihre genuine Kompetenz einbringen« (Dabrock 2001).

Die leicht zugängliche Evidenz dafür, dass der Zwang zur Verweigerung nützlicher medizinischer Leistungen kein objektiver ökonomischer Sach-, sondern ein antisozialstaatlicher politischer Machtzwang ist, würde den Absatz fachethischer Rechtfertigungen und Entscheidungsregeln sofort stocken lassen. Kongresse und Symposien könnten nicht stattfinden, Gutachten nicht geschrieben, Sammelbände und Ethikzeitschriften nicht gefüllt und darauf basierende Karrieren nicht gemacht werden. Das Streben nach professioneller Handlungsfähigkeit weckt unter diesen Bedingungen den Bedarf nach Ideologie.

7. *Wozu brauchen wir den Ethikbetrieb in der Medizin?*

Die Konjunktur des Ethikbetriebes in der Medizin fällt zeitlich zusammen mit der Ökonomisierung der medizinischen Versorgung und Forschung. Üblicherweise wird das erklärt mit einer damit verknüpften moralischen Orientierungslosigkeit. Weit eher dürfte jedoch das Bedürfnis nach moralischer Entlastung, nach Ent-Antwortung seine Expansion vorangetrieben haben. Man wird in den Krankenhäusern kaum eine relevante Anzahl von Ärzten und Pflegekräften finden, die bei ihren Alltagsentscheidungen nicht wissen, was an ihrem Handeln moralisch gut oder schlecht ist. Beispielsweise dürfte es wenige Ärzte geben, die es moralisch gut heißen, das Vertrauen einer krebskranken Frau und ihrer Familie zu missbrauchen, indem ihr ein wirksameres und weniger belastendes Medikament als Behandlungsoption verschwiegen wird, weil sein Einsatz das Budget (die Pauschale) stärker belasten würde. Um dies als Vertrauensbruch, als Verrat an einer schutzbedürftigen Kranken zu erkennen braucht man keine akademische Ethik. Es reicht, sich in die Situation der Patientin einzufühlen, ein Gefühl für Menschenwürde zu haben.

Das Bedürfnis nach ethischer Beratung wird also kaum durch die geleistete Hilfe und das gerechtfertigte Vertrauen hervorgerufen, sondern durch die nicht geleistete Hilfe und den Bruch des Vertrauens oder zumindest durch die Versuchung, es zu brechen. Hier regen sich das Gewissen

Der Ethikbetrieb in der Medizin

und die Hoffnung, es durch »saubere Begründung« zum Schweigen zu bringen. Abwehr und Milderung von Gewissenspein scheint das eigentliche Bedürfnis zu sein, das dem neuen Ethikbetrieb die Nachfrage sichert. Wenn im Zusammenhang mit der Kommerzialisierung im Gesundheitswesen von tatsächlicher Orientierungslosigkeit die Rede sein kann, dann bezieht diese sich nicht auf die Moral. Im Gegenteil, die Ratlosigkeit bezieht sich auf die Not und Verlegenheit, die mit der Abweichung und der Abkehr von moralischen Grundhaltungen der Medizin verbunden ist. Was soll ein Arzt oder eine Ärztin tun, wenn er oder sie dem Druck und der Versuchung nicht mehr standhalten kann oder will? Der überwiegende Teil des neuen Ethikbetriebs in der Medizin kommt den Erwartungen nach Entlastung in der Regel nach und wirkt daher eher verstärkend.

Objektive Bedingungen werden im Ethikbetrieb fast durchgängig subjektiviert: Das gilt auch für die Interessenkonflikte zwischen der Verantwortung gegenüber den Kranken und der Bilanz des Krankenhauses, wie sie objektiv durch Budgetierung und Fallpauschalen entstanden sind. Sie lassen sich als solche entweder auflösen, wenn man sich der jeweils dargebotenen ethischen Methode befleißigt oder werden zum ethischen »Dilemma« erklärt, das dazu zwingt, gegen eines von zwei konfligierenden Geboten zu verstoßen, was aber wie zufällig stets darauf hinausläuft, die Loyalitätserwartung des Kranken zu relativieren. Das »Dilemma« wird meist so formuliert, dass die Wahl nicht schwer fällt: auf der einen Seite der angeblich »individuelle Anspruch« (der tatsächlich ja der individuelle Anspruch aller ist) des Patienten und auf der anderen Seite das angebliche Interesse »der Gesellschaft«, das sich bei näherem Hinsehen meist mikroökonomisch als Profitabilität der medizinischen Einrichtung und makroökonomisch als Verteilungsinteresse des Kapitals (»Lohnnebenkosten«) erweist. Obwohl die meisten Bioethiker nicht müde werden, die Pluralität der dargebotenen Konzepte zu betonen, obsiegt in ihren Abhandlungen stets die Entscheidung zugunsten einer von »zunehmender Knappheit« geplagten »Gesellschaft« oder »Gemeinschaft« über den Egoismus eines einzelnen Patienten.

Bezogen auf die Ökonomisierungstendenz in der Krankenversorgung sind die Dienstleistungen vieler Ethikexperten also in der Regel eher eine Form der Verwertung der moralischen Konflikte im ökonomisierten Gesundheitswesen als deren Lösung. Bauman (1994c) schreibt:

»Die meisten Menschen (einschließlich der Ethikexperten, wenn sie außerhalb ihrer professionellen Welt mit ihren profanen täglichen Tätigkeiten beschäftigt sind) können die meiste Zeit sehr gut leben ohne ethische Begründungen und

Gütesiegel. Tatsächlich benötigen sie das so selten, dass sie kaum jemals die Möglichkeit haben, deren Abwesenheit überhaupt gewahr zu werden – gerade wie wir den Diebstahl von Dingen, die wir nie benutzen auch nicht bemerken. Die meisten von uns folgen die meiste Zeit der Gewohnheit und Routine; wir verhalten uns heute wie wir uns gestern verhalten haben und die Leute um uns herum tun das genauso.«

Wenn jemand also ohne ethische Begründungssysteme nicht auskommen kann, dann sind es die Ethikexperten.

Wenn allerdings die Produktion moralischer Laien fortschreitet, kann das, was ursprünglich nur behauptet wurde, nämlich die moralische bzw. ethische Inkompetenz, tatsächlich Realität werden. Ist der Glaube, man könne nicht moralisch handeln ohne die Begründungen der Ethikexperten nur genug verbreitet, so fangen die Betroffenen an, ihrem eigenen moralischen Urteil zu misstrauen. Sie verdächtigen sich selbst, das Falsche zu tun, benötigen Experten, die ihnen ihre Sicherheit wiedergeben. Die Sicherheit verspricht Ethik durch selbstgewisses, universales und imperativisches Auftreten, auf Orientierung lässt sie hoffen durch die implizite Verheißung, jede Handlungsmöglichkeit als legitim oder illegitim einstufen zu können, und Sorgfalt inszeniert sie durch eine abwägende, vielerlei einbeziehende Rhetorik. Bereits die Unterstellung einer moralischen Sicherheit in der enorm widersprüchlichen Realität des ökonomisierten Gesundheitswesens ist hier unmoralisch, denn sie führt zur falschen Entlastung der unter Anpassungszwängen stehenden individuellen Ärzte von der Verantwortung. Da der Ethikbetrieb ihnen die Sicherheit nicht geben kann, die sie erhoffen, wird der Bedarf an seinen Dienstleistungen immer weiter wachsen. Dieses Zusammenspiel von Ethikbetrieb und der Abspaltung moralischer Urteile aus den Lebenszusammenhängen mit dem Resultat der ethischen Inkompetenz von so erst hergestellten Laien, kann nur durch den Blick auf die reale Entwicklung, der diese Unsicherheiten entspringen, durchbrochen werden. Wenn uns die realen institutionellen Zwänge zu einem Alltagshandeln nötigen, das uns in Konflikt mit unserem Moralempfinden bringt, dann bedürfen wir meist keiner neuen Werte und keiner ausgeklügelten Begründungen, Legitimationen oder Anpassungskriterien, sondern des Beistands in den ebenso mühsamen wie konfliktreichen Bemühungen zur Widerständigkeit und zur praktischen Milderung und Überwindung dieser realen Zwänge.[19]

Der Ethikbetrieb in der Medizin 93

Korrespondenzadresse:
PD Dr. Hagen Kühn
Wissenschaftszentrum Berlin für Sozialforschung gGmbH
Reichpietschufer 50
D-10785 Berlin

Anmerkungen

1 Was hier nur grob skizziert sein kann, findet sich ausgeführt bei Bourdieu 1982, 1987 und 2001.
2 »Die symbolische Gewalt beruht auf der Übereinstimmung zwischen den Strukturen, die den Habitus der Beherrschten bestimmen, und der Struktur der Herrschaftsbeziehungen, zu der sie (...) passen: Der Beherrschte nimmt den Herrschenden mittels Kategorien wahr, die von der Herrschaftsbeziehung hervorgebracht wurden und von daher im Interesse der Herrschenden liegen.« (Bourdieu 1998: 197)
3 Eine Anspielung auf die Diskursethik von Habermas; HK.
4 Vgl. dazu Arendt 1990; Bauman 1994a; v. Lang 2001. Wie ernst die SS-Führung selbst bei der Organisierung des industrialisierten Massenmordes die moralischen Konflikte des unmittelbaren Mordpersonals genommen hat, zeigt Hilberg (1982, Bd. 3: 1076ff.).
5 Vgl. auch Beauchamp/Faden 1995
6 Dörners »Lehrbuch der ärztlichen Grundhaltung« mit dem Titel »Der gute Arzt« ragt, was das Reflexionsniveau, das unmittelbare Interesse am Gegenstand, die Unabhängigkeit seines Denkens und die ebenso einprägsame wie – im guten Sinne – rücksichtslose Sprache anbelangt, weit über das hinaus, was der neue Ethikbetrieb zu bieten hat.
7 Um nicht missverstanden zu werden: Vielen Ärzten und Pflegenden wäre nicht zuletzt im Interesse ihrer Patienten durchaus geholfen, wenn sie auf Möglichkeiten der Supervision zurückgreifen könnten, um berufliches Handeln, Arbeitsbeziehungen und die Interaktion mit den Patienten und ihren Angehörigen besser reflektieren zu können. Aber »Entscheidungskriterienberatung« durch bioethische Experten zur Anpassung an angebliche ökonomische Sachzwänge?
8 Die »Reformen« der vergangenen Jahre haben zu zahlreichen Einfügungen in das SGB V geführt, die erkennen lassen, dass man sich bemüht, diese Vorgaben zu reinterpretieren und zu verwässern im Sinn der Ökonomisierung.
9 Das Projekt wird von der Forschungsgruppe Public Health des Wissenschaftszentrums Berlin und dem Zentrum für Sozialpolitik der Universität Bremen durchgeführt. Es wird gefördert von der Hans-Böckler-Stiftung, Düsseldorf, und geleitet von Bernard Braun (ZeS) und Hagen Kühn (WZB).
10 Wenn 45,5 % der 2004 vom WAMP-Projekt befragten Krankenhausärzte bei der Frage nach negativen Arbeitsbedingungen »anstrengende Patienten und Angehörige« nennen, kann dies als Ausdruck des Erwartungs- und Gewissensdrucks gewertet werden, dem man sich im Konflikt zwischen Patientenerwartungen und dem Anreiz- und Sanktionssystem der Organisation ausgesetzt fühlt.
11 Es handelt sich um eine repräsentative Auswahl hessischer Krankenhausärzte.
12 Unter den Buchveröffentlichungen: Beauchamp/Faden 1995; Beckmann 1996; Callahan 1987; Engelhardt 1986; Engelhardt 1991; Großklaus-Seidel 2002;

Höffe 1985; Loewy 1995; Morreim 1995; Kahlke/Reiter-Theil 1995; Oehmichen/ Kaatsch/Rosenau 2003; Reich 1995; Sass 1989; Sass/Mohr/Schubert 1991; Sass/ Viehhues 1991; Schaefer 1983; Wiesing 2000.

13 Meine Kritik bezieht sich auf den Mainstream des Ethikbetriebes; selbstverständlich trifft sie nicht auf sämtliche moraltheologische bzw. ethische Bemühungen zu, z.B. nicht auf Hengsbach 2001.

14 »Bioethik ist unserer Auffassung nach eine Bereichsethik, die das systematische Nachdenken, die Reflexion zum moralisch richtigen und wünschenswerten Umgang mit allem Lebendigen beinhaltet. Bioethik ist keine ›Spezialethik‹ mit gesonderten ethischen Regeln, sondern vielmehr eine anwendungsbezogene Ethik, die sich auf allgemeine ethische Überlegungen und Prinzipien stützt und diese auf die Bereiche Biowissenschaften, Medizin und Umwelt umsetzt.« (http://www.bioethik-diskurs.de/documents/wissensdatenbank/faqs-4-7-02/view)

15 Zu Bildungsgerümpel werden Platon oder Descartes, indem sie für ideologische Tarn- und Imponierzwecke missbraucht werden.

16 Dieser Satz zeugt – wie auch der Beitrag als Ganzes – von einem interessierten Desinteresse. Wenn der »einzelne Bürger« erst einmal »Patient« ist, dann ist es unter dem Gesundheitsaspekt meist bereits zu spät, um »Prioritäten im Lebensstil« zu wählen. Auch sind die realen Optionen für »Prioritäten« der »einzelnen Bürger« in Abhängigkeit von Lebenslage und sozioökonomischem Status oft sehr eingeschränkt. Und selbst wenn die subjektiv beeinflussbaren Krankheitsrisiken weitgehend vermieden werden, variieren Morbidität und Mortalität noch immer um ein Vielfaches, denn der weitaus zuverlässigste einzelne statistische Prädiktor für Krankheit/Gesundheit und Lebenserwartung sind nicht »Prioritäten im Lebensstil«, sondern die Zugehörigkeit zu einer sozialökonomischen Schicht (Marmot/ Wilkinson 1999; Kühn 1999).

17 Wie diese Frage letztlich zu beantworten ist, entscheiden auch die Ärzte, indem sie für sich definieren, was sie unter ihrem »Interesse« verstehen wollen. Soll es beschränkt sein auf Einkommen und Karriere, also auf die »Tauschwerte« ihrer Tätigkeit, oder umfasst es auch die Qualität ihres Arbeitslebens?

18 Enorme Einnahmeverluste gehen inzwischen von dem politisch durchgesetzten Niedriglohnbereich aus.

19 Das heißt nicht, dass ethische Kontemplation zum medizinischen Handeln überflüssig oder gar schädlich sei und dass nicht auch professionelle Ethiker eine gewisse und sorgsam eingeschränkte Existenzberechtigung haben könnten. Worauf es ankommt ist die Befähigung der handelnden und letztlich verantwortlichen Ärzte und Pflegenden, sich ihrer eigenen, meist impliziten moralischen Orientierungen bewusster zu werden und ihr individuelles wie kollektives Verhalten zielsicherer darauf zu beziehen.

Literatur

Arendt, H. (1990): Eichmann in Jerusalem. Berlin: Reclam
Bauman, Z. (1994a): Dialektik der Ordnung: Die Moderne und der Holocaust. Hamburg: Europäische Verlagsanstalt
Bauman, Z. (1994b): Alone Again: Ethics After Certainty. London: Demos
Bauman, Z. (1994c): Morality without Ethics. Theory, Culture & Society 11, 4: 1-34
Beauchamp, T.L.; Faden, R.R. (1995): Meaning an elements of informed consent. In: W.T. Reich (Ed.): Encyclopedia of Bioethics. New York: Simon and Schuster, 1238-1241

Der Ethikbetrieb in der Medizin

Beckmann, J.P. (Hg.) (1996): Fragen und Probleme einer medizinischen Ethik. Berlin, New York: de Gruyter

Bourdieu, P. (1982): Die feinen Unterschiede. Kritik der gesellschaftlichen Urteilskraft. Frankfurt a.M.: Suhrkamp

Bourdieu, P. (1987): Sozialer Sinn: Kritik der theoretischen Vernunft. Frankfurt a.M.: Suhrkamp

Bourdieu, P. (2001): Meditationen: Zur Kritik der scholastischen Vernunft. Frankfurt a.M.: Suhrkamp

Callahan, D. (1987): Setting Limits: Medical Goals in an Aging Society. New York: Simon and Schuster

Dabrock, P. (2001): Capability-Approach und Decent Minimum: Befähigungsgerechtigkeit als Kriterium möglicher Priorisierung im Gesundheitswesen. Zeitschrift für Evangelische Ethik 46: 202-215

Dörner, K. (2001): Der gute Arzt: Lehrbuch der ärztlichen Grundhaltung. Stuttgart, New York: Schattauer

Engelhardt, H.T. (1986): The Foundations of Bioethics. New York, Oxford: Oxford University Press

Engelhardt, H.T. (1991): Bioethics and Secular Humanism. Philadelphia: Trinity Press

Freidson, E. (1970): Professional Dominance. The Social Structure of Medical Care. Chicago: Aldine

Gespräche mit Herbert Marcuse (1978). Frankfurt a.M.: Suhrkamp

Großklaus-Seidel, M. (2002): Ethik im Pflegealltag: Wie Pflegende ihr Handeln reflektieren und begründen können. Stuttgart: Kohlhammer

Haug, W.F. (1986): Marx, Ethik und ideologische Formbestimmtheit von Moral. In: E. Angehrn; G. Lohmann (Hg.): Ethik und Marx: Moralkritik und normative Grundlagen der Marxschen Theorie. Königstein/Ts.: Hain b. Athenäum, 36-57

Hengsbach, F. (2001): Die anderen im Blick: Christliche Gesellschaftsethik in den Zeiten der Globalisierung. Darmstadt: Wissenschaftliche Buchgesellschaft

Hilberg, R. (1982, 1999): Die Vernichtung der europäischen Juden. Frankfurt a.M.: Fischer

Hofmann, W. (1961): Gesellschaftslehre als Ordnungsmacht: Die Werturteilsfrage heute. Berlin: Duncker & Humblot

Hofmann, W. (1968): Das Elend der Nationalökonomie. In: Ders.: Universität, Ideologie, Gesellschaft. Beiträge zur Wissenschaftssoziologie. Frankfurt a.M.: Suhrkamp

Höffe, O. (1999): Besonnenheit und Gerechtigkeit: Zur Ressourcenknappheit im Gesundheitswesen. In: W. Schlicht; H.H. Dickhut (Hg.): Gesundheit für alle: Fiktion oder Realität? Schorndorf, Stuttgart; Schattauer, 155-184

Horkheimer, M.; Adorno, T.W. (1947) (Nachdruck 1955): Dialektik der Aufklärung – Philosophische Fragmente. Amsterdam: Querido

Kahlke, W.; Reiter-Theil, S. (Hg.) (1995): Ethik in der Medizin. Stuttgart: Enke

Kuhlmann, E. (1997): »... zwischen den Mahlsteinen«. Ergebnisse einer empirischen Studie zur Verteilung knapper medizinischer Ressourcen in ausgewählten klinischen settings. In: Prioritäten und Wertkonflikte im Einsatz knapper klinischer Behandlungsressourcen: eine explorative Studie über alltragspraktische Entscheidungssituationen in der Krankenversorgung. Forschungsbericht (Projektleitung: G. Feuerstein). Bielefeld: Universität, 1-75

Kühn, H. (1980): Politisch-ökonomische Entwicklungsbedingungen des Gesundheitswesens. Königstein/Taunus: Anton Hain

Kühn, H. (1990): Ökonomisierung der Gesundheit: Am Beispiel des US-amerikanischen Gesundheitswesens. WSI-Mitteilungen 43: 62-75

Kühn, H. (1997): Managed Care. Medizin zwischen kommerzieller Bürokratie und integrierter Versorgung – am Beispiel USA. Veröffentlichungsreihe der Forschungsgruppe Gesundheitsrisiken und Präventionspolitik, P97-202. Berlin: Wissenschaftszentrum Berlin für Sozialforschung

Kühn, H. (1998a): Industrialisierung der Medizin? Zum politisch-ökonomischen Kontext der Standardisierungstendenzen. In: Jahrbuch für Kritische Medizin 29: Standardisierungen in der Medizin. Hamburg: Argument Verlag, 34-52

Kühn, H. (1998b): Wettbewerb im Gesundheitswesen und sozial ungleiche Versorgungsrisiken. Sozialer Fortschritt 47: 131-136

Kühn, H. (1998c): »Selbstverantwortung« in der Gesundheitspolitik. In: Jahrbuch für Kritische Medizin 30: Zwischenzeiten. Hamburg: Argument, 7-20

Kühn, H. (2001): Pecunary Issues in Medical Services: Ethical Aspects. In: International Encyclopedia of the Social & Behavioral Sciences, Vol. 16. Paris, New York: Elsevier, 11171-76

Kühn, H. (2003a): Ethische Probleme der Ökonomisierung von Krankenhausarbeit. In: A. Büssing; J. Glaser (Hg.): Dienstleistungsqualität und Qualität des Arbeitslebens im Krankenhaus. Göttingen, Bern, Toronto, Seattle: Hogrefe, 77-98

Kühn, H. (2003b): Leere Kassen – Argumente gegen einen vermeintlichen Sachzwang. Blätter für deutsche und internationale Politik 6/2003: 731-740

Kühn, H. (2004): Die Ökonomisierungstendenz in der medizinischen Versorgung. In: G. Elsner; Th. Gerlinger; K. Stegmüller (Hg.): Markt versus Solidarität – Gesundheitspolitik im deregulierten Kapitalismus. Hamburg: VSA, 25-41

Kühn, H. (2005), Patient-Sein und Wirtschaftlichkeit. In: Jahrbuch für Kritische Medizin 42: Patientenbeteiligung im Gesundheitswesen. Hamburg: Argument-Verlag), 8-25

Loewy, E.H. (1995): Ethische Fragen in der Medizin. Wien, New York: Springer

Mechanic, D.; Schlesinger, M. (1996): The impact of managed care on patients' trust in medical care and their physicians. JAMA 275: 1693-1697

Mohr, J.; Schubert, Ch. (Hg.) (1991): Ethik der Gesundheitsökonomie. Berlin, Heidelberg u.a.: Springer

Morreim, E.H. (1995): Balancing Act: The New Medical Ethics of Medicine's New Economics. Washington D.C.: Georgetown University Press

Oehmichen, M.; Kaatsch, H.-J.; Rosenau, H. (Hg.) (2003): Praktische Ethik in der Medizin. Lübeck: Schmidt-Römhild

Ottomeyer, K. (2004): Ökonomische Zwänge und menschliche Beziehungen: Soziales Verhalten im Kapitalismus, Münster: LIT-Verlag

Patzig, G.; Schöne-Seifert, B. (1995): Theoretische Grundlagen und Systematik der Ethik in der Medizin. In: Kahlke/Reiter-Theil, 1-9

Reich, W.T. (Ed.) (1995): Encyclopedia of Bioethics, New York: Simon and Schuster Mcmillan

Reiter-Theil, S. (1995): Moral lernen – Ethik lehren: Moralpsychologische Voraussetzungen der Reflexion ethischer Fragen. In: Kahlke/Reiter-Theil, 10-16

Rodwin, T. (1993): Medicine, Money, and Morals: Physicians' Conflicts of Interest. New York, Oxford: Oxford University Press

Sass, H.-M. (Hg.) (1989): Medizin und Ethik. Stuttgart: Reclam

Sass, H.-M. (1991): Wer trägt eigentlich die Verantwortung für die Gesundheit? In: Mohr/Schubert, 53-66

Sass, H.-M.; Viehhues, H. (Hg.) (1991): Güterabwägung in der Medizin: Ethische und ärztliche Probleme. Berlin, Heidelberg u.a.: Springer

Schaefer, H. (1983): Medizinische Ethik. Heidelberg: Verlag für Medizin

Thompson, D.F. (1993): Understanding Financial Conflicts of Interest. New England Journal of Medicine 329: 573-576

Veatch, R.N. (1986): DRGs and the ethical reallocation of ressources. Hasting Center Report 16 (3): 32-40

Weber, M. (1964): Wirtschaft und Gesellschaft. Grundriss der verstehenden Soziologie. Köln, Berlin: Kiepenheuer und Witsch

Weber, M. (1985) (1919): Der Sinn der »Wertfreiheit« der soziologischen und ökonomischen Wissenschaften. In: Gesammelte Aufsätze zur Wissenschaftslehre. Hrsg. von Johannes Winckelmann (6. Aufl.). Tübingen: J.C.B. Mohr, Paul Siebeck

Wiesing, U. (Hg.) (2000) Ethik in der Medizin: Ein Reader. Stuttgart: Reclam

Ullrich Bauer

Gesundheit im ökonomisch-ethischen Spannungsfeld

Bemessen an der Rasanz, mit der sich ökonomisch motivierte Veränderungen im deutschen Gesundheitswesen vollziehen, verläuft die wissenschaftliche Beschäftigung mit der Thematik immer noch schleppend. Faktisch existiert bis heute, von sehr wenigen Ausnahmen abgesehen, keine Empirie der Ökonomisierung im Gesundheitssektor. In den Sozial- und Gesundheitswissenschaften wird damit ein gesellschaftlicher Megatrend nur selten überhaupt zur Kenntnis genommen. Kaum Beachtung findet, dass Gesundheitspolitik in Deutschland zum Bestandteil einer seit den 1980er Jahren – international sogar mehrheitlich früher – massiv beschleunigten Ökonomisierungsdynamik geworden ist, mit der die Aufrechterhaltung eines Angebots öffentlich garantierter Güter und Dienstleistungen immer mehr in Frage gestellt wird. Das gilt für den Gesundheitsbereich genauso wie für das Erziehungs- und Bildungswesen, es betrifft die Energie- und Wasserversorgung, den so genannten kulturellen Sektor, öffentliche Verkehrsnetze etc. (Dickhaus/Dietz 2004). Die viel beklagte Überlastung der öffentlichen Finanzhaushalte ist dabei keinesfalls nur Triebrad, sozusagen unhintergehbarer Sachzwang hinter einer solchen Ökonomisierungsbewegung. Vielmehr vollzieht sich im konservativ-korporatistischen Wohlfahrtsstaat eine ultraliberalistisch geprägte Transformation. Man könnte auch sagen, der traditionelle Wohlfahrtsstaat durchlebt eine kollektive neoliberale Konversion (Bourdieu 1997).

In dem Prozess, in dem der Umbau des Sozialstaates die Institutionen der gesundheitlichen Versorgung berührt, wird die Frage gesellschaftlicher Konsequenzen immer virulenter. Mit dem Gut Gesundheit wird das wahrscheinlich sensibelste vitale menschliche Bedürfnis bezeichnet. In einem nicht unerheblichen Unterschied zu anderen bedeutsamen Mangellagen (Zugang zu Wohnung, Bildung, Arbeit etc.) haben gesundheitliche Beeinträchtigungen und das Vorenthalten von Leistungen direkte drastische Folgen. Um so mehr ist zu vermuten, dass damit auch die Konsequenzen einer weiteren wohlfahrtsstaatlichen Deformation von den Betroffenen – Nutzern wie Beschäftigten des Gesundheitswesens – unmittelbarer als bisher erfahren werden. Der vorliegende Beitrag setzt hier an. Er fragt nach den Auswirkungen, die sich durch den

Gesundheit im ökonomisch-ethischen Spannungsfeld

Import betriebswirtschaftlicher Organisationsprinzipien in besonders sensible Bereiche der sozialstaatlichen Versorgung ergeben. Im Mittelpunkt steht der Einfluss einer streng ökonomistischen Handlungslogik auf die Ausgestaltung von Versorgungsbeziehungen. Ziel der Erörterung ist die Systematisierung von Befunden, die sowohl gegenwartsbezogene als auch prognostische Aussagen über die Entwicklung eines ökonomisierten Gesundheitswesens zulässt.

1 Ökonomisierung – Analyserahmen oder Kampfbegriff?

Die Auswirkungen einer ökonomisierten Ausrichtung des Gesundheitswesens lassen sich heute kaum genau abschätzen. Die Gründe dafür sind evident. Zum einen steht kein Kennzahlensystem zur Verfügung, das beziffern könnte, welche sozialen Folgen mit Prozessen der Ökonomisierung verbunden sind. Zum anderen existiert – dies betrifft die Problematik noch basaler – keine verlässliche begriffliche Differenzierung von Ökonomisierungsphänomenen. Gemein wird als Ökonomisierung verstanden, was an ökonomischen Maßstäben ausgerichtet und bemessen wird. Genau mit diesem Versuch seiner Handhabung aber wird der Ökonomisierungsbegriff unscharf. Zumindest dann, wenn damit ein Instrument zur analytischen, also auch zur zeitlichen Differenzierung unterschiedlicher Systembedingungen bereitgestellt werden soll. Letztlich wird genau auf diese Weise der gängige Fehlschluss provoziert, nach dem das Gesundheitswesen vor dem Zeitpunkt seiner Ökonomisierung nicht an Kriterien der Effizienz und Effektivität ausgerichtet gewesen sei. Diese Annahme wird von Kritikern wie Befürwortern offenbar gleichermaßen verfolgt (die Problematik besonders verkürzend, wenn diese »Bruchannahme« entweder zum Bestandteil einer Rhetorik wird, mit der die Zumutbarkeitsgrenzen einer ökonomischen Ausrichtung stetig erweitert werden, indem man sagt, früher sei alles unüberlegt, ineffizient und ineffektiv gewesen etc. oder, wenn der Status quo ante als nicht-ökonomisiert, zwanglos usw. übersteigert bezeichnet wird). Unzureichend ist diese Annahme in beiden Fällen, da eine entsprechende Kampfmetaphorik zentrale Entwicklungslinien nicht zu erfassen vermag. Sie übersieht, dass ökonomische Kalküle in der Entwicklung des Gesundheitswesens keineswegs ein gänzlich neuartiges Phänomen der letzten zwei bis drei Jahrzehnte bezeichnen. Sie verkennt, dass schon die Institutionalisierung des Systems gesundheitlicher Sicherung im 19. Jahrhundert mit seiner ausdrücklichen ökonomischen Instrumentalisierung zusammen fällt. Diese Koinzidenz bedingt, dass bei der Ausrichtung des Versorgungssystems Kriterien der Effizienz und Effektivität kontinuierlich und über eine lange Dauer hinweg im Vordergrund gestanden haben (Kühn 2004; Rosenbrock/Gerlinger 2006; Simon 2000).

Der Ökonomisierungsbegriff in seiner jetzigen Gestalt kann somit nur eingeschränkt volle Differenzierungskraft beanspruchen. Notwendig ist, weitere Unterscheidungsmerkmale einzuführen, die Präzisierungen zulassen. Möglich erscheint dann, Rationalisierungs- und Rationierungspraktiken, auch wenn diese als Universalmerkmale institutionalisierter Gesundheitssysteme angesehen werden müssen, nach ihrer spezifischen Intensität zu befragen, mit der sie auf die Ausgestaltung von Versorgungsbeziehungen Einfluss nehmen. Auf diese Weise rücken zumindest graduelle Differenzen in den Blick, mit denen Strukturen des Gesundheitssystems zwar generell als ökonomisiert, im Detail aber als unterschiedlich stark bzw. als unterschiedlich schwach ökonomisiert unterschieden werden können. Hagen Kühn hat eine solche graduelle Differenzierung vorgenommen, indem er seit einigen Jahren eine kontinuierliche Verschiebung in der Beziehung zwischen Geldanreizen und Versorgungsqualität diagnostiziert, die so bezeichnete Verkehrung der Zweck-Mittel-Relation: »Geld bleibt nicht Mittel zur Sicherstellung der Versorgung, sondern die Versorgung von Kranken wird tendenziell zum Mittel, durch das Gewinn erzielt werden kann.« (Kühn 2004: 26) Dieser Zugang ist im Kern vergleichend, also relational angelegt. Das Unterscheidungskriterium basiert nicht auf der Identifizierung monetärer Interessen, diese werden vielmehr vorausgesetzt. Entscheidend ist die Verschiebung in der Gewichtung einer monetären Motivation, das heißt, die Verlagerung von nicht-finanziellen zu finanziellen Interessen, die die Anbieter von Versorgungsleistungen (Träger wie Erbringer) zum Handeln motiviert. Auf diese Weise ist – wie später noch deutlicher wird – ein wichtiger heuristischer Zugang gelegt. Dieser ersetzt aber noch nicht die mangelnde empirische Basis der Diskussion.

Analytische Zugänge können bisher kaum von der Ebene bloßer Postulate getrennt werden. Das gilt zum einen für die Ebene einer konservativen Gesundheitsökonomie, die unaufhörlich steigende Kosten prognostiziert und damit für die Abkehr vom »alten« System öffentlicher Daseinsfürsorge auch im Gesundheitsbereich plädiert (Greiner/Mittendorf 2005; Kliemt 2006; Oberender 1996; Roth 2003; kritisch hierzu Braun/Kühn/Reiners 1998). Zum anderen scheint eine gewisse Vorentschiedenheit auch von denjenigen vertreten zu werden, die sich für den Erhalt eines vornehmlich staatlich garantierten, solidarisch und egalitär ausgerichteten Sicherungsprinzips einsetzen. So wird konträr zum liberalistischen Standpunkt postuliert, dass eine marktwirtschaftliche Organisation des Gesundheitswesens unmöglich sei, weil Krankheit und Gesundheit als Ganzes keinen kapitalistischen Warencharakter annehmen könnten (Deppe 2002). Diese Argumentation hat einen starken normativen Anker, sie trifft ein intuitives moralisches Empfinden. Ist sie aber wirklich haltbar? Können Varianten der reinen Marktorientierung und Kommerzialisierung im Gesundheitswesen tatsächlich ausgeschlossen werden? Ist die Unterordnung der Gesundheitsversorgung unter ökonomische Erfordernisse und damit auch unter Verwertungsinteressen unmöglich? Oder, so im Umkehrschluss, hat sie nicht bereits begonnen? Und ist nicht schon erkennbar, wie weit die Zwänge des Marktgeschehens reichen, wie weit also eine ökonomische Zwangrationalität und damit das *Zur-Ware-Werden* von Gesundheit voranschreiten kann? Entsprechende Vermutungen lassen sich empirisch nicht eindeutig belegen. Es lassen sich aus grundlegenden Strukturveränderungen allenfalls Hinweise für eine solche ökonomisch induzierte Transformationsbewegung erkennen.

2 Grundzüge der Ökonomisierung im Gesundheitswesen

Bereits zu Beginn der 1990er Jahre beobachten Friedrich-Wilhelm Schwartz und Reinhard Busse die Annäherung der deutschen an die US-amerikanische Gesundheitspolitik:

»Die Lieblingsidee der Reagan-Administration war die Vorstellung, daß jeder Haushalt in den USA sich auf private Kosten seine persönliche Krankenversicherung kauft und daß gegebenenfalls der Staat mit Steuererleichterungen aushilft, wenn die eigenen Einnahmen dazu nicht ausreichen. Zum Ende dieser Ära, nachdem 40 Millionen Amerikaner gar nicht und 40 Millionen unterversichert waren, offenbarte sich auch auf politischer Ebene das Scheitern dieser Vorstellung.« (Schwartz/Busse 1994)

Heute, ein gutes Jahrzehnt später, müssen die Quoten der Nicht- bzw. Unterversicherten in den USA um weitere 10 bis 15 % nach oben korrigiert werden und die Annäherungstendenzen zweier lange Zeit gänzlich unterschiedlicher Sicherungssysteme gehen über zufällige Konvergenzen hinaus. Wenn heute die Grundzüge der Ökonomisierung in der deutschen Versorgungslandschaft thematisiert werden, lassen sich zumindest zwei Kerntendenzen identifizieren, die das US-amerikanische Gesundheitswesen in gewisser Weise kopieren oder anders gesagt, für eine Art nachholende Entwicklung stehen. Zum einen erste einschneidende Strukturveränderungen, die die Organisation und Trägerschaft, das heißt, die Ebene der Leistungsträger und Leistungserbringer betreffen. Zum anderen die Ebene der einzelnen Akteure, auf der der Trend zur

Ökonomisierung vor allem als neue Nutzeranforderungen oder als neue Nutzerbelastungen thematisiert werden muss. Beide Ebenen der Veränderungen – die Struktur- und die Nutzerebene – sollen im Folgenden knapp umrissen werden.

Strukturveränderungen

Die in Deutschland, trotz unterschiedlicher politischer Konjunkturen, dominierende sozial- und gesundheitspolitische wirtschaftspolitische Konzeption der Nachkriegszeit wurde lange Zeit als *konservatives Modell* der kontinentaleuropäischen Länder (neben Deutschland u.a. auch Frankreich, Österreich, Italien) bezeichnet. Dieses konservative Modell ist primär durch die mehr oder weniger gleichgewichtige Integration ordnungsstaatlicher wie privatwirtschaftlicher Strukturen geprägt, die sich von einem dominierenden Staatsinterventionismus im so genannten *skandinavischen Modell* (strenge Ausrichtung auf Egalitätsnormen) und dem marktorientierten *wirtschaftsliberalen Modell* (eine wie in den USA, GB, Australien und Neuseeland weitgehend passive Rolle des Staates) über eine lange Dauer hinweg erkennbar unterschied (Rosenbrock/Gerlinger 2006). Heute sind die Konturen des *skandinavischen*, aber auch des *konservativen Modells* undeutlicher geworden, womit eine trennscharfe Abgrenzung zu den *marktorientierten Konzeptionen* schwerer fällt. Entsprechende Anleihen an einem *wirtschaftsliberalen Modell* werden international als Tendenzen des Neoliberalismus befürwortet wie kritisiert (Bittlingmayer 2006; Dixon 2000; Friedman 2002; Galbraith 2005; Hayek 2003). In Deutschland werden mit dieser Entwicklung generelle Akzentverschiebungen in der Sozialpolitik verknüpft, die gemeinhin als Trend zur Privatisierung öffentlicher Dienstleistungen sowie als Entbindung einer staatlichen Bereitstellungs-, Ordnungs- und Kontrollpflicht auftreten (Strodtholz 2005; Butterwegge 2006; v. Weizsäcker et al. 2006).

Entsprechende Strukturveränderungen lassen sich an der Entwicklung der Krankenhausträgerschaften abbilden (Tabelle 1). Diese zeigt – für Ökonomisierungsprozesse im Gesundheitswesen exemplarisch – bezüglich der Trägerstrukturen eine deutliche Verschiebung vom öffentlichen und teil-öffentlichen Pol zum privaten Pol der Regelung von Eigentums- und Rechtsverhältnissen an.[1]

Gesundheit im ökonomisch-ethischen Spannungsfeld

Tabelle 1: Krankenhäuser (KH) und Trägerschaft im Zeitvergleich. Entwicklung zwischen 1990 und 2004.

	Öffentliche Krankenhäuser		Freigemeinnützige Krankenhäuser		Private Krankenhäuser	
Jahr	Insgesamt	Betten	Insgesamt	Betten	Insgesamt	Betten
1990	1 043	387 207	843	206 936	321	22 779
2004	671	255 775	712	179 682	444	53 976
Trend	- 36 %	- 34 %	- 16 %	- 13 %	+ 38 %	+ 137 %

Quelle: Deutsche Krankenhausgesellschaft 2006: 16. Eigene Darstellung und Berechnungen.

Nimmt man die sich vollziehenden Veränderungen nicht nur an den beiden sehr dynamischen Polen der öffentlichen und privaten Häuser ernst, fällt zunächst die relative Stabilität der Stellung der freigemeinnützigen, also kirchlich und konfessionell gebundenen Träger auf. Diese bedarf dennoch der Kommentierung, womit auf eine wesentliche Grundtendenz von Ökonomisierungserscheinungen im Krankenhausbereich aufmerksam zu machen ist. Die freigemeinnützigen Häuser sind, wie die übrigen Träger auch, zu einem streng ökonomischen Kalkül verpflichtet. Der Unterschied ist, dass sie in diesem Konkurrenzkampf durch ihre besondere Rechtsstruktur und damit verbundene kirchenrechtliche Privilegien über besonders gute Ausgangsbedingungen verfügen (Manzeschke 2005; Jacobi 2005). Einem solchen Vorteilsgeflecht lassen sich vielschichtige Formen des Outsourcing subsumieren, zu denen u.a. die Gründung von Zeitarbeitsfirmen und Beschäftigungsgesellschaften gehört, über die ein Teil der zuvor »regulär« Beschäftigten neu eingestellt, aber untariflich bezahlt wird, während gleichzeitig die Regelungen des Kündigungsschutzes nur noch abgeschwächt zur Anwendung kommen. Ein derart flexibles wirtschaftliches Handeln wird durch geltendes Kirchenrecht durchaus begünstigt, was auf Prozesse einer sich häufig noch unbemerkt vollziehenden impliziten Ökonomisierung auch innerhalb der traditionellen Trägerstrukturen aufmerksam macht. Prozesse der Ökonomisierung im Gesundheitsbereich können demnach weder mit dem bloßen Zuwachs privater Krankenhausträger identifiziert werden noch sind sie dann ausreichend erfasst, wenn man allein privaten Trägern Gewinninteressen unterstellt und dadurch erwartbare Auswirkungen auf die Versorgungsorganisation allein dort vermutet, wo die Patientenversorgung »privatisiert« erfolgt.

Der Begriff Privatisierung kann also keinesfalls, wie häufig vorschnell angenommen, als Präzisierung für Ökonomisierungsphänomene dienen. Im Gegenteil – mit dem exemplarischen Blick auf die Entwicklung im Krankenhaussektor lassen sich viel eher weitgehend parallele, also trägerunspezifische Veränderungen der Organisations- und Handlungsabläufe beschreiben, die auf eine allgemeine, keine bereichsspezifische Ökonomisierungslogik verweisen. Hiernach kommt es – soweit empirische Verallgemeinerungen möglich sind – in den stationären Versorgungseinrichtungen zu einem allgemeinen quantitativen wie qualitativen Stellenabbau, die Fluktuation unter den Beschäftigten steigt signifikant an, Arbeitsunfälle passieren häufiger, die Arbeitszeitverdichtung und psychische Belastungen sowie die Burnout-Rate nehmen aufgrund der Unsicherheit des Arbeitsplatzes zu (Arbeitsgruppe Public Health 2001; Schubert/Schaffert-Witvliet/De Geest 2005). Entsprechende Entwicklungen galten bisher nur als US-amerikanisches Phänomen, sie stellen mittlerweile aber auch in Deutschland eine gut sichtbare Folge voranschreitender Rationalisierungstendenzen dar (SVR 2005: 321, Ziffer 410). Nach Ergebnissen eines Forschungsreviews des Instituts für Qualität und Wirtschaftlichkeit im Gesundheitswesen (IQWiG 2006) verweisen die Ergebnisse internationaler Untersuchungen (deutsche Studien existieren bislang nicht) mehrheitlich auf den engen Zusammenhang zwischen der Personalausstattung und Versorgungsqualität im Krankenhausbereich. Vor allem die Tendenz zur Ausdünnung der Personaldecke führt demnach häufiger zu Qualitätsverlusten. Dass dabei ökonomische Verknappungstendenzen die hervorgehobene Rolle spielen, muss als einflussreicher Faktor angesehen werden. Die Einführung von Fallpauschalen in der Vergütung von Krankenhausleistungen – nach der so genannten DRG-Systematik (Kretschmer/Nass 2005) – ist Beispiel solcher Verknappungstendenzen. Untersuchungen zur Einführung der Fallpauschalen im stationären Sektor diagnostizieren aus Sicht der Beschäftigten die kontinuierliche Verschlechterung der Arbeitsbedingungen und Ergebnisqualität (Buhr/Klinke 2006a,b).

Neue Nutzeranforderungen – Falle Selbstverantwortung

Komplementär zu einer strukturellen Entwicklung, die das Gesundheitswesen sektorenübergreifend einer wachsenden Knappheitsproblematik aussetzen, lassen sich Veränderungen auf der Ebene der Nutzer identifizieren. Auch hier kann zunächst von einer Verknappung zentraler Ressourcen gesprochen werden, wobei, wie die Überblicksdaten in Tabelle 2 veranschaulichen, die Ausgaben im Gesundheitswesen nicht insgesamt

Gesundheit im ökonomisch-ethischen Spannungsfeld

abgenommen haben, sondern zwischen öffentlicher und privater Hand neu verteilt wurden. Der Effekt dieser Kostenverlagerung bedeutet im 11-Jahreszeitraum zwischen 1992 und 2003 eine Kostenreduktion der Ausgaben öffentlicher Haushalte um etwa 12 % und eine Ausgabensteigerung auf Seiten der Leistungsempfänger um etwa 57 %.

Tabelle 2: Gesundheitsausgaben öffentlicher und privater Haushalte

Träger und Ausgaben in Mill. Euro	1992	2003
Öffentliche Haushalte	21 151	18 786
Private Haushalte	17 391	29 409

Quelle: Statistisches Bundesamt 2005.

Der Blick auf die Dynamik der Kostenverteilung macht deutlich, dass die häufig verwendete Formel einer Kostenexplosion im Gesundheitswesen eigentlich präzisiert werden müsste: Wird die Annahme einer überproportionalen Ausgabensteigerung überhaupt geteilt (kritisch hierzu Braun/Kühn/Reiners 1998), so sind es vor allem die privaten und eben nicht die öffentlichen Haushalte, die eine finanzielle Mehrbelastung tragen müssen. Mehrkosten werden externalisiert, durch ein solidarisches Finanzierungssystem also in immer geringerem Umfang abgedeckt. Wenn man so will, verbirgt sich hinter dieser Entwicklung die weitgehende Neudefinition der Rolle der Nutzer im Gesundheitswesen. Diese bedeutet eine veränderte Anforderungsstruktur, zu der auf der einen Seite individuelle finanzielle Mehrbelastungen gehören, auf der anderen Seite der Wechsel im patientenspezifischen Rollenverständnis. Was in den 1970er Jahren als emanzipative Forderung nach mehr Patientenverantwortung und mehr Patientenbeteiligung immer wieder eingeklagt wurde, erlebt jetzt einen grundlegenden Bedeutungswandel (Bauer/Rosenbrock/Schaeffer 2005). Die Idee des Empowerment, der Aktivierung, des autonomen und mündigen Patienten wird im Einklang mit einer ökonomischeren Ausrichtung zwar revitalisiert. Ursprünglich progressiven Leitbildern, wie dem Wandel vom passiven zum aktiven Patientenleitbild, wird damit aber gleichzeitig eine neue Funktion zugeteilt. Sie werden im Sinne neuer eigenverantwortlicher Strukturen in Dienst genommen (Kühn 1998; Kunz 2005), die wiederum selbst in Gefahr sind, als Instrument einer Politik des *Förderns-und-Forderns* (Butterwegge 2006; Gerdes 2006) primär ökonomische, anstatt Patienteninteressen zu vertreten (Bauer 2006; Kühn 1993).

Können die momentanen Veränderungen im deutschen Gesundheitswesen, die hier mit dem Ökonomisierungsbegriff verbunden sind, auch insgesamt als Rückzugsbewegung des Staates interpretiert werden, bleibt die konkrete Frage nach den tatsächlichen Konsequenzen dennoch unbeantwortet. Die generelle Transformationsbewegung, die hier auf der Struktur- und Nutzerebene grob umrissen ist, gibt also noch nicht über die veränderte Qualität der Versorgung Auskunft. So lange eine ausreichend empirisch fundierte Diskussion aussteht, können zu dieser zentralen Forschungsfrage also nur Annahmen verfolgt werden. Zwei dieser Annahmen sollen im Folgenden thesenartig entfaltet. Beide Thesen nehmen die Frage nach den Ökonomisierungsauswirkungen auf, von wo aus erwartbare Effekte auf die Ungleichverteilung gesundheitlicher Lebenschancen (3.) und das Szenario gesellschaftlicher Entsolidarisierung (4.) beschrieben werden.

3 Rationalisierung – Rationierung – Polarisierung (1. These)

Die Folgen veränderter Finanzierungsbedingungen in der gesundheitlichen Versorgung werden aus ökonomischer Perspektive als Prozess der Rationalisierung mehrheitlich positiv bewertet (Greiner 2006; Jacobs/ Schulze 2006; Kopetsch 2005; Loss/Nagel 2004). Hiervon häufig noch deutlich separiert erfolgt eine Diskussion, die umfassender zu evaluieren versucht, welche Folgen sich tatsächlich ergeben, wenn Arbeitsabläufe durch einsetzende finanzielle Knappheit nicht nur verschlankt und vereinfacht, sondern notwendige Leistungen durch Personalmangel und Mittelverkappung einfach nicht mehr erbracht werden können.[2] Inzwischen wird diesbezüglich von Formen der Leistungsrationierung gesprochen (Gericke/Busse 2005; Gerlinger 2004; Simon 2000). Diese ist durch unterschiedlich Varianten gekennzeichnet: einerseits eine generelle, also alle Leistungsempfänger betreffende Leistungsverknappung und/oder -verweigerung, zum anderen die Praxis der selektiven Leistungsvergabe. Die generelle Leistungsverknappung wird zwar am häufigsten als Ausgangspunkt der Rationierungsdiskussion angenommen (Kliemt 1997; Oberender/Zerth 2005). Nach allen verfügbaren Erkenntnissen stellt jedoch die unspezifische, alle Patientengruppen gleichermaßen (also unabhängig von sozialen Merkmalen) betreffende Leistungseinschränkung in der Realität einen Sonderfall dar. Die Rationierungsproblematik ist somit im engeren Sinne nicht als die einer generellen, sondern als die einer selektiven Leistungsallokation aufzufassen.

Die Zuteilung von Leistungen, die in geringerem Maße erbracht als nachgefragt werden, folgt Kriterien, die sich mit Normen universalistischer Verteilungsgerechtigkeit nicht vereinbaren lassen (Manzeschke 2005). Solche Formen der ungleichen Leistungszuweisung (oder

Leistungsallokation) erfolgen einerseits offen bzw. explizit, wie im Falle der Privilegierung von Privatpatienten, oder implizit, also als verdeckte Form der Rationierung (IQWiG 2006; Gericke/Busse 2005). Die zweite Rationierungsvariante, die implizite oder verdeckte Form, ist allen vorliegenden Erkenntnissen zufolge durch eine sozial ungleiche Vergabepraxis charakterisiert (De Geest 2005; Simon 2000). Hiernach können sich Patientengruppen, die über ausreichende Ressourcen (ökonomisches, kulturelles und soziales Kapital) verfügen, in der Auseinandersetzung um knappe Gesundheitsgüter zum einen leichter durchsetzen, zum anderen werden sie – offenbar durch soziale Homogamie-Effekte ermöglicht – im konkreten Leistungsgeschehen bevorzugt (Bauer/Schaeffer 2006; Dreißig 2005).

Rationalisierungs- und Rationierungsproblematiken erfahren im Hinblick auf die Problematik einer zunehmend sozial selektiven Leistungsvergabe eine bedeutsame Zuspitzung. Mit der Verringerung ökonomischer Mittel, die die Personalausstattung und die Leistungsvergabe regulieren, nimmt die Gefahr einer weiteren Polarisierung gesundheitlicher Lebenschancen zu. Diese weist schon jetzt einen anhaltend stabilen sozialen Gradienten im Hinblick auf die Verteilung von Morbiditäts- und Mortalitätsrisiken auf (Mielck 2000). Im Zuge einer entsprechend beschleunigten Ökonomisierungsdynamik ist indes mit hoher Wahrscheinlichkeit auch die Verschärfung gesundheitlicher Ungleichheiten zu erwarten. Für eine solche Dynamik steht die Entwicklung des US-amerikanischen Gesundheitssystems Pate (Kühn 1993). Ungleichheitsstrukturen, denen die primär ökonomische Ausrichtung des Gesundheitswesens damit nicht entgegenwirkt, bestehen in der mehrfachen Benachteiligung ressourcenschwacher Gruppen: *Erstens*, das Risiko der Gesundheitsschädigung wird sozial ungleich getragen. Die Verteilung gesundheitlicher Risiken erfolgt ungleich, Krankheitsfälle treten häufiger, Todesfälle früher ein. Von schweren und chronischen Erkrankungen, die einen erhöhten Versorgungsbedarf erforderlich machen, sind sozial benachteiligte Gruppen überproportional häufig betroffen (SVR 2005). *Zweitens*, Ressourcenungleichheiten führen zu Ungleichheiten in der Versorgungsnutzung. Milieuspezifische Handlungsbefähigungen bedingen den Umgang mit Versorgungsangeboten und die Ausgestaltung von Versorgungsbeziehungen (Bauer 2005). *Drittens*, in der gesundheitlichen Versorgung existieren ungleiche Teilhabechancen. Nicht nur milieuspezifische Muster des Nutzungsverhaltens, sondern auch Formen der institutionellen Diskriminierung von Angehörigen sozial unterprivilegierter Gruppen führen zu sozial selektiven Effekten bei der Inanspruchnahme von Versorgungsleistungen (Schaeffer 2004).

4 Ökonomisierung als Entsolidarisierung (2. These)

Dass die Dynamik der sozialen Polarisierung gesundheitlicher Lebenschancen nicht unterbrochen wird, wenn ökonomische Mittel verknappt und damit die Kompensationsmöglichkeiten der öffentlichen Hand eingeschränkt werden, ist Ausgangspunkt der ersten thesenartigen Erörterung. Wird diese ernst genommen, kann sie im Kontext der Ökonomisierungsproblematik dennoch nicht isoliert verhandelt werden. Wenn die Zunahme gesundheitlicher Ungleichheiten als ein Effekt sozialstaatlicher Transformationsprozesse toleriert wird, dann muss die Frage nach den Ökonomisierungsauswirkungen einen breiteren Antwortkontext umfassen. Sie muss thematisieren, wie die Betroffenen selbst, also Beschäftigte und Nutzer, mit einer entsprechenden Entwicklungstendenz, so auch der Verschärfung von Ungleichheitslagen, umgehen. Im Mittelpunkt steht dann die Frage, ob und wie die sozialen Akteure auf die ökonomisch induzierten Wandlungsphänomene reagieren, ob damit verbundene Folgen kritisiert, lediglich akzeptiert oder sogar befürwortet werden?

Eine entsprechende mikrologische Fokussierung, die eine akteursorientierte Perspektive (die Perspektive der einzelnen, nicht der institutionellen Akteure) einbezieht, ist bisher selten ausformuliert. Veränderte ökonomische Ausgangsbedingungen wurden bisher nur mit Blick auf die Ebene der Arrangementbildung im Bereich der häuslichen Pflege thematisiert. Auf dieser Grundlage können zwar bereits erheblich variierende Grundmuster pflegerelevanter Kompetenzen und Mentalitäten konstatiert werden, die den markanten Einfluss sozialer Ungleichheiten auf die Ausgestaltung von Pflegearrangements, mithin die deutliche Benachteiligung der ressourcenschwachen Milieus (Heusinger/Klünder 2005) sowie die abnehmende Pflegebereitschaft in den ressourcenstarken Milieus erkennen lassen (Blinkert/Klie 2004). Von hier aus lassen sich erste Hinweise darauf entnehmen, dass der Wandel ökonomischer Rahmenbedingungen im Gesundheitswesen keineswegs einheitlich, sondern höchst unterschiedlich bewältigt wird. Solche unterschiedlichen Verarbeitungs- und Bewältigungsmuster verweisen ihrerseits auf systematische Gruppenunterschiede. Aus der Sozialstruktur- und Ungleichheitsforschung sind entsprechende milieuspezifische Mentalitätsunterschiede hinlänglich bekannt (Vester et al. 2001). Sozialstrukturelle Ungleichheiten, die bisher u.a. für die Erklärung von Parteienpräferenzen verwendet werden, finden auch im Bereich des gesundheitsrelevanten Verhaltens Anwendung (Sperlich/Mielck 2003; Bauer/Bittlingmayer 2006). Sie dienen schließlich sogar als Indikator für das Maß an

Gesundheit im ökonomisch-ethischen Spannungsfeld

Zustimmung gegenüber gesundheitspolitischen Reformstrategien, wenn diese explizit auf die Aufkündigung gesellschaftlicher Solidaritätsverpflichtungen verweisen (Bayerl/Mielck 2006).

Wird bei der Frage nach den Auswirkungen ökonomisch motivierter Wandlungsbewegungen nicht nur die Ebene der Nutzer, die im Sinne eines vielfach geforderten Impact Assessment künftigen Untersuchungsbedarf deutlich anzeigt, sondern die Ebene der Beschäftigten adressiert, verdichten sich die ersten Hinweise auf die Bedeutung unterschiedlicher Verarbeitungsmuster. Empirische Zugänge, die die Perspektive des medizinischen Personals erfassen, verweisen zwar noch nahezu übereinstimmend darauf, dass Ökonomisierungstendenzen im Arbeitsprozess sowie damit verbundene Akzelerations- und Verdichtungsbewegungen berufsgruppenübergreifend und im Zeitvergleich ansteigend wahrgenommen werden (Buhr/Klinke 2006a,b; Dibelius 2003; Manzeschke 2005). Die Bewertung dieser Veränderungen fällt aber alles andere als einheitlich aus. Das, was als Ökonomisierungstendenz realisiert wird, erhält auch aus der Beschäftigtenperspektive keine eindeutige Bestimmung. Vielmehr zeigt sich, dass die Bewertung von Ökonomisierungsfolgen durchweg ambivalent ausfallen kann und immer wieder unterschiedliche Positionen – zwischen Ökonomisierungszustimmung und Kritik – besetzt.

In diesem Sinne sollen die Ergebnisse einer Mitarbeiterbefragung Eingang finden, die im Rahmen einer Pilotstudie zu Ökonomisierungsfolgen im stationären Versorgungssektor durchgeführt wurde. Die Untersuchung auf Basis von qualitativen Experteninterviews mit Pflegekräften (n=15) hatte explizit zum Ziel, die Sichtweise des Krankenhauspersonals auf den steigenden ökonomischen Druck der Häuser zu explorieren.[3] Die Ergebnisse der Bielefelder Pilotstudie verweisen bereits in der äußerst komprimierten Darstellung darauf, dass Ökonomisierungsprozesse überaus vielschichtig bewertet werden (Tabelle 3). Im Rahmen mehrdimensionaler Typenbildung (Bohnsack 2001) können dabei unterschiedliche Bewertungsmuster rekonstruiert werden, die hier dreistufig in einen *kritischen*, *ambivalenten* und *ökonomischen* Pol unterschieden wurden. Diese dreipolige idealtypische Konstruktion beinhaltet Antwortmuster, die häufig parallel verwendet werden. Sie können also nicht fallspezifisch zugeordnet werden, sondern kennzeichnen vielmehr ein oftmals inhomogenes Gesamtmuster der Bewertung.

Tabelle 3: Bielefelder Pflegebefragung 2006: Dreistufige Typenbildung

Kritischer Pol (1)	Ambivalenter Pol (1)	Ökonomischer Pol (1)
Durchgehende Kritik zunehmender Arbeitsbelastung	Mythos Privatisierung	Unterwerfung unter Marktdoktrin
»Du kannst ganz platt sagen, mit weniger Personal mehr Leistung«	*Organisation wird optimiert*	*»Unser Haus hat keine finanziellen Spielräume«*
Arbeitsverdichtung	Schuldübernahme	Qualitätsverlust wird negiert
»Krankenhaus ist Fließband« – Burn-Out, Bossing, Mobbing etc.	*»Wir waren verschwenderisch«*	*»Alles medizinisch Notwendige wird geleistet«*
Keine Zeit für Patientenbedürfnisse	Überwindung ständischer Krankenhaushierarchien	Individualisierung der Strukturproblematik I
»Aufgaben werden so getaktet, dass für nichts mehr Zeit bleibt«	*Ärzte können sich auch nicht mehr alles erlauben*	*»Nicht alle von uns ziehen mit«*
Rückzug auf Grundpflege	Statusgewinn der Pflege gegenüber Ärzteschaft	Individualisierung der Strukturproblematik II
»Verlust des Menschlichen«	*Übernahme ärztlicher Aufgaben*	*»Die Schmarotzer unter den Patienten«*
Privilegierung der Privaten	Professionalisierung durch Abwertung ganzheitlicher Pflege	Individualisierung der Strukturproblematik III
Privat Versicherte müssen nicht warten, Private setzen sich durch.	*Ideal ganzheitlicher Pflege wird aufgegeben. Auf medizinische Erfordernisse reduzierte Pflegeimperative (Funktionspflege) werden akzeptiert.*	*»Mehr Selbstverantwortung für die Patienten«*

Die Synopse der Typenbildung gibt die Spannbreite der unterschiedlichen Bewertungsmuster wieder. Dem *kritischen Pol* ist die hohe Sensitivität für die Folgen einer zunehmenden Arbeitsbelastung und -verdichtung zugeordnet. Ihre Auswirkungen treffen Beschäftigte und Patienten gleichermaßen. DRG-System, Kostendruck und Personalabbau befördern danach die Ausfallquoten beim pflegerischen Personal und beeinträchtigen die Versorgungsqualität empfindlich (erzwungener Rückzug auf Grundpflege etc.). Allein die Privatpatienten sind aus Sicht der Beschäftigten von den Folgen solcher Verknappungsszenarien meist ausgenommen. Der *ambivalente Pol* differenziert stärker zwischen Negativ- und Positivdynamiken. Dies zeigt sich vor allem dann, wenn der Transformationsprozess, in dem sich die Krankenhausversorgung insgesamt befindet, aus der Sicht der eigenen Profession bewertet werden soll. Die Bewertung von Ökonomisierungsprozessen erfährt dann einen Wandel, bisherige Strukturdefizite werden selbstkritisch benannt (»wir waren verschwenderisch«) und mit der Erwartung verbunden, im Sog der Ökonomisierungsbewegung die Aufwertung der Pflegeprofession zu erreichen (womit vor allem die untergeordnete Stellung gegenüber der medizinischen Profession überwunden werden soll). Medium dieser Erwartung ist der Glaube an ein höheres Maß an Neutralität ökonomischer Bewertungsmaßstäbe, die das ständische Hierarchieprinzip (Arzt- und Chefarztprivilegien) aufweichen und durch eine »leistungsgerechte« Statuszuweisung ersetzen.

Der ökonomischen »Modernisierung« im Krankenhausbereich werden also durchaus positive Begleiteffekte zugetraut, einer betriebswirtschaftlicheren Ausrichtung sogar häufig die höhere Effizienz. Diese die Verbetriebswirtschaftlichung insgesamt befürwortende Tendenz wird im empirischen Material als der *ökonomische Pol* bezeichnet, der im engeren Sinne auch als affirmativer Typ charakterisiert werden kann. Ihm zu Grunde liegt die Unterordnung unter eine ökonomische Sachzwanglogik. So werden dominante Deutungsmuster (»Unser Haus hat keine finanziellen Spielräume«) und marktbedingte Konkurrenzkämpfe (»Im Wettbewerb sind Kosteneinsparrungen notwendig«) naturalisiert, also als unausweichlich betrachtet. Versorgungsmängel werden geleugnet, das Leistungsverständnis, nach welchem Zeit und Zuwendung für die Pflege eine übergeordnete Rolle spielen, wird für überholt erklärt. Das eigentlich ökonomisch bedingte Verknappungsproblem aber – und das ist das signifikante Ergebnis der Explorationsstudie – tritt dann nur noch am Rande in Erscheinung. Nur noch in der Form, die hier als Individualisierung der Strukturproblematik bezeichnet wird. Sie ist der charakteristische Zug der Unterordnung unter eine als unabwendbar angesehene Ökonomisierungslogik. Sie führt zu einer Verschiebung der Problematik auf die individuelle Ebene, auf nicht belastbare Kollegen (»Nicht alle von uns ziehen mit«), Patienten und Angehörige (unter ihnen die »Schmarotzer«).

5 Konklusion

Der Blick auf das, was unter der Ökonomisierungschiffre als Veränderungstendenz im deutschen Gesundheitswesen diskutiert wird, markiert im Kern die Umwidmung der Idee der Sozialstaatlichkeit und damit einen schleichenden Übergang von der Solidar- zur Selbstverantwortung (Dahme/Kühnlein/Wohlfahrt 2005). Auf diese Weise wird die Selbstverständlichkeit sozialstaatlicher Versorgung mehr und mehr vakant, sie ist vor dem Hintergrund ökonomischer Imperative selbst begründungspflichtig geworden (Butterwegge 2006; Maucher 2005; Strodtholz 2005). Die Auswirkungen eines solchen Paradigmenwechsels lassen sich noch nicht genau abschätzen. Thesenartig wurden zwei Argumentationslinien erfolgt, die den analytischen Zugang zur Ökonomisierungsproblematik konkretisieren sollen:

Erstens, mit Blick auf das deutsche Gesundheitswesen lassen sich internationale, vor allem US-amerikanische Trendaussagen verallgemeinern, nach denen der Versorgungssektor auf wachsenden Ökonomisierungsdruck mit Verknappungsstrategien reagiert (De Geest 2005; Jacobs/Schulze 2006). Dies ist jedoch nur vordergründig eine »bloße« Rationalisierungsproblematik. Sie muss bereits heute als Problematik der Rationierung von wichtigen Versorgungsleistungen ernst genommen werden. Schon jetzt zeichnet sich ab, dass mit der veränderten Finanzierungslage Versorgungsengpässe und Versorgungsversäumnisse eingetreten sind (IQWiG 2006), von denen aber nicht alle Nutzer gleich betroffen sind. Rationierungspraktiken lassen sich als explizite (Privatversicherungsschutz, Zusatzausgaben etc.) und implizite unterscheiden (ungleiche Kompetenzen der Versorgungsnutzung, Formen der institutionellen Diskriminierung etc.). Mit beiden Formen der Verknappung im Versorgungsbereich werden sozial bedingte gesundheitliche Ungleichheiten auch in Zukunft stabilisiert. *Thetisch*: Soziale Polarisierung dient als Seismograph von Ökonomisierungsprozessen im deutschen Gesundheitswesen.

Zweitens, zahlreiche Studienergebnisse verweisen inzwischen darauf, dass sich tradierte Solidaritätsstrukturen, die insbesondere das familiale Pflegearrangement charakterisiert haben, sukzessive auflösen. Dass damit die generelle Bereitschaft abnimmt, in eine Hilfe- und Sorgebeziehung einzutreten, ohne ein eigenes ökonomisches Kalkül zu verfolgen, kann als allgemeines Ökonomisierungsmerkmal angesehen werden. Die Ergebnisse der Bielefelder Pilotstudie geben parallel hierzu Auskunft über die Zerrissenheit, in die das professionelle pflegerische Personal durch den empfundenen Ökonomisierungsdruck gerät. Bei aller Vorsicht ob des lediglich explorativen Charakters des empirischen Materials machen die Erkenntnisse deutlich, wie intensiv die Beschäftigten die Verletzung ihrer Handlungsautonomie erfahren. Um so überraschender ist, dass sie es offenbar nicht vermögen, eine eigene starke Berufsethik gegen den ökonomischen Druck in ihrer Einrichtung aufrechtzuerhalten. Eine aktive kritische Positionierung wird durch die Übernahme dominanter Deutungsmuster eliminiert, die Beschäftigten erliegen der kulturellen Hegemonie der ökonomischen *doxa*. Im Sinne eines solchen von Pierre Bourdieu (1987: Kap. 8) bezeichneten symbolischen Gewaltverhältnisses wirken sie damit an ihrer eigenen Machtlosigkeit mit. *Thetisch*: Ökonomische Zwänge wirken als Denkgebote und Denkverbote, die sukzessive zu einer Identifikation mit den ökonomischen Imperativen führen.

Zusammenfassend ist also durchaus konstatierbar, dass die Auswirkungen einer auf dem bloßen wirtschaftlichen Kalkül basierenden Steuerungslogik bereits erkennbar sind. Mit dem Anspruch auf eine weiter reichende Prognose darf aber kein bloßes Untergangsszenario beschworen werden. Vielmehr ist genau zu differenzieren, wo bereits ökonomische Zwänge und Eigenlogiken zu einer Kommerzialisierung und Kommodifizierung von Gesundheit geführt haben. Wichtigste Ausgangsannahme bleibt, dass die Diversifizierung sozialstaatlicher Entwicklungspfade eine hohe Variabilität zulässt. In diesem Kontinuum bewegt sich auch der gegenwärtige Veränderungsprozess im deutschen Gesundheitswesen. Dass dieser die Tendenz zur gesellschaftlichen Polarisierung und Entsolidarisierung eher befördert als einschränkt, darf als starke These auch weiterhin verfolgt werden. Die allgemeine Diagnose aber, nach der Rentabilitätskalküle gesellschaftliche Egalitäts- und Solidaritätsnormen sukzessive überlagern, muss noch – so viel kann gleichfalls festgehalten werden – zum Gegenstandsbereich ein viel breiteren sozial- und gesundheitswissenschaftlichen Forschungsdiskussion werden.

6 Umrisse eines Salutokapitalismus?

Eine künftige Auseinandersetzung mit der Ökonomisierungsproblematik muss auch beinhalten, den Nutzen einer explizit auf den Kapitalismusbegriff bezogenen Forschungsperspektive neu zu bemessen. Natürlich ist damit die Gefahr verbunden, mit einem politischen Kampfbegriff die eigentlich wissenschaftliche Auseinandersetzung ideologisch aufzuladen. Gleichzeitig muss inzwischen Berücksichtigung finden, dass die Debatte darüber, ob wir in einer kapitalistischen Gesellschaft leben oder nicht, längst obsolet geworden ist. Die Zeit der ideologischen Verbrämung ist vorbei. Heute verzichten allenfalls noch gesellschaftskritische Ansätze auf den Kapitalismusbegriff (womöglich aus gut antrainierter Vorsicht). Nicht aber eine mehrheitlich konservativ ausgerichtete Wirtschaftswissenschaft, zu der auch die deutsche Gesundheitsökonomie gehört, die Kapitalismus als Signum eines weitgehend reibungslos funktionierenden Steuerungsmechanismus durchaus zu instrumentalisieren weiß. Die Einsicht, dass der Kapitalismusbegriff also kein parteiisches Paketwissen beinhaltet, kann behilflich sein, um damit etwas unverstellter ein analytisches Großarsenal wieder zu entdecken, das für die Analyse von Ökonomisierungsprozessen durchaus wissenschaftliche Potenz besitzt.

Die Verbindung kapitalistischer Strukturen mit denen des Gesundheitswesens, also ein Art »Salutokapitalismus«, kann somit als theoretische Klammer fungieren, die all jene Beziehungen umfasst, die heute um die Erhaltung und Wiederherstellung von Gesundheit geknüpft werden. Als ausdrücklich kapitalistisch können diese Beziehungen charakterisiert werden, wenn sie einen marktförmigen Charakter annehmen oder aber, wenn sie sich einer ökonomischen Verwertungslogik nicht mehr entziehen können. Beispiele sind zahlreich, Friedrich von Hayek, einer der Hauptvertreter der neoliberalen Ökonomielehre, liefert hierzu eine Art konzeptionellen Rahmen:

»Es mag hart klingen, aber es ist wahrscheinlich im Interesse aller, dass in einem freiheitlichen System die voll Erwerbstätigen oft schnell von einer vorübergehenden und nicht gefährlichen Erkrankung geheilt werden um den Preis einer gewissen Vernachlässigung der Alten und Sterbenskranken.« (Hayek 1983: 397, zit. nach Reiners 2002: 50)

Die hier zum Vorschein kommende ökonomische Ethik ist leicht zu extrapolieren. Vorrang hat, was ökonomischen Nutzen bringt. Polarisierungsbewegungen verlaufen hierzu keinesfalls gegensätzlich. Bestandteil der kapitalistischen Verwertungslogik ist ein soziales Ausleseprinzip, das nicht auf sozialen Ausgleich zielt.[4] Ähnliches gilt für die Diagnose der Entsolidarisierung. »Alles Stehende und Ständische verdampft« (Marx), heißt es in der Frühphase der Ökonomieanalyse. Mit dem Rückgang sozialer Solidaritäts- und Hilfestrukturen gelangen offenbar ökonomische Rationalisierungsdynamiken zur Durchsetzung. Vor dem Hintergrund der ökonomischen Bewertung macht Zuwendung, wenn sie nicht reziprok auf einen Gegenwert zielt, womöglich keinen Sinn mehr. Trifft das Gesundheitsfeld also, wenn wir von Ökonomisierung sprechen, auf ein gesamtgesellschaftliches Wandlungsphänomen? Die ökonomische »Kolonialisierung der Lebenswelt« (Habermas) und die wachsende Dominanz eines »universellen Tauschprinzips« (Adorno), mit dem alles nach dem persönlichen ökonomischen Nutzen befragt wird, sind als gesellschaftstheoretische Motive bereits vorhanden. Ihre Indienstnahme wäre dann fruchtbares Fundament künftiger Ökonomisierungsforschung auch im Gesundheitsbereich.

Gesundheit im ökonomisch-ethischen Spannungsfeld

Korrespondenzadresse:
Jun. Prof. Dr. Ullrich Bauer
Universität Bielefeld
Fakultät für Gesundheitswissenschaften
Postfach 10 01 31, 33501 Bielefeld
E-Mail: ullrich.bauer@uni-bielefeld.de

Anmerkungen

1 Wobei nach Angaben des Statistischen Bundesamtes dieser Trend seit den 1990er Jahren ein ausgedehntes Ost-West-Gefälle aufweist. Private Träger haben also gerade dort viel leichter an Boden gewinnen können, wo der Krankenhaussektor im Umbruch begriffen war und wo zahlreiche private Neugründungen wie Übernahmen mit Subventionen unterstützt wurden (Statistisches Bundesamt 2005).
2 Zur empirischen Diskussion dessen, was als Personal- und Mittelverknappung tatsächlich abgebildet werden kann, existiert eine Vielzahl zumeist vereinzelter Daten, die der vereinheitlichenden Aufbereitung längst bedürfen. Nach Angaben des Statistischen Bundesamtes (2005) weist die Personalentwicklung im stationären Versorgungssektor nunmehr seit vielen Jahren eine rückschrittliche Tendenz auf, wenn allein die Beschäftigten im Pflegebereich berücksichtigt werden (die Personalentwicklung im Ärztebereich hierzu invers). Das ist natürlich vor dem Hintergrund einer seit der DRG-Einführung deutlich verkürzten durchschnittlichen Verweildauer in den Krankenhäusern (eine Verkürzung, die zwar diagnoseabhängig bleibt, durchschnittlich aber etwa eine Halbierung der Liegezeiten bedeutet) problematisch, da die noch verbleibenden Patientenpopulationen häufiger einen höheren Pflegebedarf haben, sich damit Arbeitsbelastungen beim pflegerischen Personal potenzieren etc. Repräsentative Daten zur Personalssituation und den damit verbundenen Auswirkungen sind noch seltener. Einen zumindest aktuellen Überblick über die Entwicklung im ambulanten und stationären Pflegesektor geben DIP 2002, 2003, 2004, Kälble 2005; Schubert/Schaffert-Witvliet/De Geest 2005.
3 Die Erhebung wurde im Frühjahr 2006 in mehreren Kliniken in Nordrhein-Westfalen durchgeführt. Befragt wurden Pflegekräfte, die sich zum Zeitpunkt des Interviews (teilstrukturiert und leitfadengestützt) in der Funktion von Mitarbeiter-, Personalvertretungen oder Betriebsräten befunden haben. Das hier vorgestellte Sample rekurriert ausschließlich auf Einrichtungen in öffentlicher, teil-öffentlicher oder freigemeinnütziger Trägerschaft, voll privatisierte Einrichtungen sind ausgenommen (hier ausführlich u.a. Slotala/Bauer i.E.).
4 Wiewohl der konkrete Reproduktionsmechanismus ungleicher Chancen im Gesundheits- wie im Bildungsbereich durchgängig noch immer ständische Merkmale aufweist (Vester 2005), die mit dem Anspruch auf Chancengleichheit, der ja gerade von ökonomischer Seite erhoben wird, natürlich keinesfalls vereinbar sein können.

Literatur

Arbeitsgruppe Public Health (2001): Anpassungsprozesse der Krankenhäuser an die prospektive Finanzierung. Berlin: WZB.

Bauer, U. (2005): Das Präventionsdilemma. Potenziale schulischer Kompetenzförderung im Spiegel sozialer Polarisierung, Wiesbaden: VS.

Bauer, U. (2006) Die sozialen Kosten der Ökonomisierung von Gesundheit. In: Aus Politik und Zeitgeschichte. Beilage zur Wochenzeitung Das Parlament. 8-9 (20. Februar 2006), 17-24.

Bauer, U.; Bittlingmayer, U.H. (2006): Zielgruppenspezifische Gesundheitsförderung: In: K. Hurrelmann; U. Laaser; O. Razum (Hg.): Handbuch Gesundheitswissenschaften. 4. vollst. überarb. Aufl. Weinheim, München: Juventa, 781-818.

Bauer, U.; Rosenbrock, R.; Schaeffer, D. (2005): Stärkung der Nutzerposition im Versorgungswesen – gesundheitspolitische Herausforderung und Notwendigkeit. In: O. Iseringhausen; B. Badura (Hg.): Wege aus der Krise der Versorgungsorganisation. Bern: Huber, 187-201.

Bauer, U.; Schaeffer, D. (2006) Soziale Ungleichheit in der Pflege – (k)ein Thema? In: Managed Care. 7, 8-9.

Bayerl, B; Mielck, A. (2006): Egalitäre und individualistische Gerechtigkeitsvorstellungen zur gesundheitlichen Versorgung: Ergebnisse einer Befragung von Patienten und Studenten. Das Gesundheitswesen (68), 739-746.

Bittlingmayer, U.H. (2006): »Aber das weiß man doch!« Anmerkungen zur Wissensökonomie. In: U.H. Bittlingmayer; U. Bauer (Hg.): Die »Wissensgesellschaft«. Mythos, Ideologie oder Realität. Wiesbaden: VS, 323-352.

Blinkert, B.; Klie, T. (2004): Solidarität in Gefahr. Pflegebereitschaft und Pflegebedarfsentwicklung im demografischen und sozialen Wandel. Hannover: Vincentz Verlag.

Bohnsack, R. (2001): Typenbildung, Generalisierung und komparative Analyse. In: Bohnsack, R.; Nentwig-I . Gesemann; A.-M. Nohl (Hg.): Die dokumentarische Methode und ihre Forschungspraxis. Grundlagen qualitativer Sozialforschung. Opladen: Leske+Budrich, 225-252.

Bourdieu, P. (1987): Sozialer Sinn. Kritik der theoretischen Urteilskraft. Frankfurt a.M.: Suhrkamp.

Bourdieu, P. (1997): Die Abdankung des Staates. In: Ders. et al. (Hg.): Das Elend der Welt. Zeugnisse und Diagnosen alltäglichen Leidens an der Gesellschaft. Konstanz: UVK, 207-215.

Braun, B.; Kühn, H.; Reiners, H. (1998): Das Märchen von der Kostenexplosion. Populäre Irrtümer zur Gesundheitspolitik. Frankfurt a.M.: Fischer.

Buhr, P.; Klinke S. (2006a): Qualitative Folgen der DRG-Einführung für Arbeitsbedingungen und Versorgung im Krankenhaus unter Bedingungen fortgesetzter Budgetierung. Bd. SP I, WZB Discussion Paper (2006-311), Berlin: WZB.

Buhr, P.; Klinke S.(2006b): Versorgungsqualität im DRG-Zeitalter. Erste Ergebnisse einer qualitativen Studie in vier Krankenhäusern. ZeS-Arbeitspapier (6/2006), Bremen: Zentrum für Sozialpolitik.

Butterwegge, C. (2006): Krise und Zukunft des Sozialstaates, 3. erw. Aufl., Wiesbaden: VS.

Dahme, H.-J.; Kühnlein, G.; Wohlfahrt, N. (2005): Zwischen Wettbewerb und Subsidiarität. Wohlfahrtsverbände unterwegs in die Sozialwirtschaft (hg. v. der Hans-Böckler-Stiftung). Berlin: Edition sigma.

De Geest, S. (2005): Zusammenfassung, RICH-Nursing Study, Rationing of Nursing Care in Switzerland = CH, Effects of Rationing of Nursing Care in Switzerland on Patients' and Nurses' Outcomes. Basel: Institut für Pflegewissenschaft.

Deppe, H.-U. (2002): Zur sozialen Anatomie des Gesundheitssystems. Neoliberalismus und Gesundheitspolitik in Deutschland. 2. überarb. und erw. Aufl. Stuttgart: VAS.

Gesundheit im ökonomisch-ethischen Spannungsfeld

Deutsche Krankenhausgesellschaft (2006): Zahlen, Daten, Fakten 2006. Düsseldorf: DKVG.

Dibelius, O. (2003): Altersrationierung: Gerechtigkeit und Fairness im Gesundheitswesen? Eine Studie zum ethischen Führungshandeln von Pflegemanager/innen in der stationären und teilstationären Altenpflege. In: O. Dibelius; M. Arndt (Hg.): Pflegemanagement zwischen Ethik und Ökonomie: Eine europäische Perspektive. Hannover: Schlütersche, 23-36.

Dickhaus, B.; Dietz, K. (2004): Öffentliche Dienstleistungen unter Privatisierungsdruck. Folgen von Privatisierung und Liberalisierung öffentlicher Dienstleistungen in Europa. URL: http://www2.weed-online.org/uploads/EU-Studie-Privatisierung-DL-final.pdf

Deutsches Institut für angewandte Pflegeforschung (DIP) (2002) Pflege-Thermometer 2002. Köln.

Deutsches Institut für angewandte Pflegeforschung (DIP) (2003) Pflege-Thermometer 2003. Köln.

Deutsches Institut für angewandte Pflegeforschung (DIP) (2004) Pflege-Thermometer 2004. Köln.

Dixon, K. (2000): Die Evangelisten des Marktes. Konstanz: UVK.

Dreißig, V. (2005): Interkulturelle Kommunikation im Krankenhaus. Eine Studie zur Interaktion zwischen Klinikpersonal und Patienten mit Migrationshintergrund. Bielefeld: transcript Verlag.

Friedman, M. (2002): Kapitalismus und Freiheit. Frankfurt a.M.: Eichborn.

Galbraith, J.K. (2005): Die Ökonomie des unschuldigen Betruges. Vom Realitätsverlust der heutigen Wirtschaft. München: Siedler.

Gerdes, J. (2006): Der »Dritte Weg« als Kolonialisierung der Lebenswelt. Die Sozialdemokratie in der Wissensgesellschaft. In U. H. Bittlingmayer; U. Bauer (Hg.): Die »Wissensgesellschaft«. Mythos, Ideologie oder Realität? Wiesbaden: VS, 553-613.

Gericke, C.; Busse, R. (2005): Rationierung im Krankenhaus: vertretbar oder gar notwendig? In: M.G. Krukemeyer; G. Marckmann; U. Wiesing (Hg.): Krankenhaus und soziale Gerechtigkeit. Stuttgart, New York: Schattauer, 53-71.

Gerlinger, T. (2004): Privatisierung – Liberalisierung – Re-Regulierung. Konturen des Umbaus des Gesundheitssystems. WSI-Mitteilungen 9: 501-506.

Greiner, W. (2006): Gesundheitsökonomische Bewertung von Disease-Management-Programmen. Bundesgesundheitsblatt – Gesundheitsforschung – Gesundheitsschutz 49: 34-39.

Greiner, W.; Mittendorf, T. (2005): Pauschale versus risikoorientierte Prämien in der Krankenversicherung. Kommentar zu Farhauer et al.: »Bürgerversicherung – Die Wirkung von Kopfprämien auf den Arbeitsmarkt«, Zeitschrift für die gesamte Versicherungswissenschaft (2004), 3: 349-371. Zeitschrift für die gesamte Versicherungswissenschaft, Sonderdruck, 3: 577-580.

Hayek, F.A. v. (1983): Die Verfassung der Freiheit. 2. Aufl. Tübingen: Mohr Siebeck.

Hayek, F.A. v. (2003): Der Weg zur Knechtschaft. München: Olzog.

Heusinger, J.; Klünder, M. (2005): »Ich lass' mir nicht die Butter vom Brot nehmen!« Aushandlungsprozesse in häuslichen Pflegearrangements, Reihe Wissenschaft, Band 94 Frankfurt a.M: Mabuse.

IQWiG – Institut für Qualität und Wirtschaftlichkeit im Gesundheitswesen (2006): Arbeitspapier: Zusammenhang zwischen Pflegekapazität und Ergebnisqualität in der stationären Versorgung. Eine systematische Übersicht. Köln: IQWiG.

Jacobs, K.; Schulze, S. (2006): Managed Care und integrierte Versorgung in den USA – Erfahrungen und Lehren für die Diskussion in Deutschland. In: J. Klauber; B.-P. Robra; H. Schnellschmidt (Hg.): Krankenhaus-Report 2005. Schwerpunkt: Wege zur Integration. Stuttgart, New York: Schattauer, 81-97.

Jakobi, T. (2005): Sozialer Wandel und Ökonomisierung des Krankenhaussektors. Impu!se – Newsletter zur Gesundheitsförderung 49: 4-5.

Kälble, K. (2005): Die »Pflege« auf dem Weg zur Profession? Zur neueren Entwicklung der Pflegeberufe vor dem Hintergrund des Wandels und der Ökonomisierung im Gesundheitswesen. In: J. Eurich; A. Bring; J. Hädrich; A. Langer; P. Schröder (Hg.): Soziale Institutionen zwischen Markt und Moral. Führungs- und Handlungskontexte. Wiesbaden: VS, 215-246.

Kliemt, H. (1997): Rechtsstaatliche Rationierung. In: W. Kirch; H. Kliemt (Hg): Rationierung im Gesundheitswesen. Regensburg: Roderer, 20-41.

Kliemt, H. (2006) Ethik und Rationierung im Gesundheitswesen. In: C. Wendt; C. W. (Hg.): Soziologie der Gesundheit (= KZFSS Sonderheft 46). Wiesbaden: VS, 364-382.

Kopetsch, T. (2005): Überlegungen zu einer selbstbestimmten Rationierung medizinischer Leistungen im Rahmen der Gesetzlichen Krankenversicherung. Recht und Politik im Gesundheitswesen 11, 3: 51-57.

Kretschmer, R.; Nass, G. (2005): DRG's im Krankenhausalltag – Ärztliche Entscheidungen im Spagat zwischen knappen Ressourcen und Ethik. In: J. Eurich et al. (Hg.): Soziale Institutionen zwischen Markt und Moral. Führungs- und Handlungskontexte. Wiesbaden: VS, 247-264.

Kühn, H. (1993): Healthismus. Eine Analyse der Präventionspolitik und Gesundheitsförderung in den U.S.A.. Berlin: Ed. Sigma.

Kühn, H. (1998): »Selbstverantwortung« in der Gesundheitspolitik. Jahrbuch für Kritische Medizin, Band 33, Kostendruck im Krankenhaus. Hamburg: Argument, 37-52.

Kühn, H. (2004): Die Ökonomisierungstendenz in der medizinischen Versorgung. In: G. Elsner; T. Gerlinger; K. Stegmüller (Hg.): Markt versus Solidarität. Gesundheitspolitik im deregulierten Kapitalismus. Hamburg: VSA, 25-41.

Kunz, H. (2005): Droht die »Amerikanisierung des Gesundheitswesens«? Wenn jeder nur noch selbst für seine Gesundheit oder Krankheit verantwortlich ist. Kommune 6: 59-63.

Loss, J.; Nagel, E. (2004): Ansätze für ein gerechtes Gesundheitssystem unter den gegebenen ökonomischen Rahmenbedingungen. In: S. Graumann; K. Grüber (Hg.): Patient – Bürger – Kunde. Soziale und ethische Aspekte des Gesundheitswesens. Münster: Lit-Verlag, 213-231.

Manzeschke, A. (2005): Global Health – Wirtschaftsethische Anmerkungen zur Ökonomisierung des deutschen Gesundheitswesens. Jahrbuch für Wissenschaft und Ethik, Bd. 10, Berlin: de Gruyter, 129-149.

Maucher, M.G. (2005): Dienstleistungen des Sozial- und Gesundheitsbereichs zwischen Gemeinwohlverpflichtungen und Sozialmarktorientierung – Vorbereitende Aktivitäten zur Erarbeitung einer Mitteilung der EU. Sozialer Fortschritt – Unabhängige Zeitschrift für Sozialpolitik 54, 5-6: 142-148.

Mielck, A. (2000): Soziale Ungleichheit und Gesundheit. Empirische Ergebnisse, Erklärungsmöglichkeiten und Interventionsmöglichkeiten. Bern: Huber.

Oberender, P. (1996): Medizin zwischen Rationierung und Rationalisierung. In: Ders. (Hg): Rationalisierung und Rationierung. Gräfelfing: Socio-medico, 9-21.

Oberender, P.; Zerth, J. (2005): Krankenhaus und Sicherstellungsauftrag – ist Sicherstellung für alle möglich? In: M.G. Krukemeyer; G. Marckmann; U. Wiesing (Hg.): Krankenhaus und soziale Gerechtigkeit. Stuttgart, New: Schattauer, 159-176.

Reiners, H. (2002): Ökonomische Dogmen der Gesundheitspolitik. Anmerkungen zur Gesundheitsökonomie. In: H.-U. Deppe; W. Burkhardt (Hg.): Solidarische Gesundheitspolitik. Alternativen zu Privatisierung und Zwei-Klassen-Medizin. Hamburg: VSA, 36-56.

Rosenbrock, R.; Gerlinger, T. (2006): Gesundheitspolitik. Eine systematische Einführung. 2. vollst. überarb. u. erw. Aufl. Bern: Huber.

Roth, S. (2003): Evolutorische Spieltheorie und Marketing. Marketing 1: 51-69.

Schaeffer D. (2004): Der Patient als Nutzer. Krankheitsbewältigung und Versorgungsnutzung im Verlauf chronischer Krankheit. Bern: Huber.

Schubert, M.; Schaffert-Witvliet, B.; De Geest, S. (2005): Auswirkungen von Kosteneinsparungsstrategien und Stellenbesetzung auf die Ergebnisse von Patienten und Pflegefachpersonen. Eine Literaturübersicht. Zeitschrift Pflege 18: 320-328.

Schwartz, F.W.; Busse, R. (1994): Die Zukunft des deutschen Gesundheitssystems – Vorschläge, Mythen und Aussichten. In: B. Blanke; R. Czada; H. Heinelt; A. Héritier; G. Lehmbruch (Hg.): Krankheit und Gemeinwohl. Gesundheitspolitik zwischen Staat, Sozialversicherung und Medizin. Opladen: Leske + Budrich, 403-421.

Simon, M. (2000): Ökonomische Rahmenbedingungen der Pflege. In: B. Rennen-Allhoff; D. Schaeffer (Hg.): Handbuch Pflegewissenschaft. Weinheim, München: Juventa, 243-270.

Slotala, L.; Bauer, U. (i.E.): Wie viel Ökonomie verträgt das Gesundheitswesen? Erste Erkenntnisse der Befragung von Pflegekräften im Krankenhaus. In: Hochschule Fulda, Fachbereich Pflege & Gesundheit (Hg.): Aufbruch unter Vorbehalt. Beiträge der 11. Studentischen Fachtagung. Fulda.

Sperlich, S.; Mielck, A. (2003): Sozialepidemiologische Erklärungsansätze im Spannungsfeld zwischen Schicht- und Lebensstilkonzeptionen. Plädoyer für eine integrative Betrachtung auf der Grundlage der Bourdieuschen Habitustheorie. Zeitschrift für Gesundheitswissenschaften 11, 2: 165-179.

Strodtholz, P. (2005): Das Solidarsystem im Umbau. Entwicklungsbedarf und Gestaltungsoptionen für die Gesundheitspolitik. Weinheim, München: Juventa.

SVR – Sachverständigenrat zur Begutachtung der Entwicklung im Gesundheitswesen (2005): Koordination und Qualität im Gesundheitswesen. Gutachten. Baden-Baden: Nomos-Verlag.

Vester, M. (2005): Die selektive Bildungsexpansion. Die ständische Regulierung der Bildungschancen in Deutschland. In P.A. Berger; H. Kahlert (Hg.): Institutionalisierte Bildungsungleichheiten. Wie das Bildungswesen Chancen blockiert. Weinheim, München: Juventa, 39-70.

Vester, M.; Geiling, H.; Hermann, T.; Müller, D.; von Oertzen, P. (2001): Soziale Milieus im gesellschaftlichen Strukturwandel. Zwischen Integration und Ausgrenzung. Frankfurt a.M.: Suhrkamp.

v. Weizsäcker, E.U.; O.R. Young; M. Finger (Hg.) (2006): Grenzen der Privatisierung. Wann ist des Guten zuviel? Bericht an den Club of Rome. Stuttgart: Hirzel.

Helmut Martens

»Primäre Arbeitspolitik« und neue Gewerkschaft?

Der Ärztestreik im Frühjahr und Sommer 2006 [1]

1. Einleitung

Der Ärztestreik im Jahre 2006 entwickelte sich, beginnend im Sommer 2005, als Bewegung von Assistenz- und jungen Fachärzten zunächst an den Universitätskliniken, dann in den kommunalen Krankenhäusern, organisiert von Sprecherkreisen, die sich via internet miteinander vernetzten und anfänglich nicht nur gegenüber *ver.di* sondern auch gegenüber dem *Marburger Bund (MB)* weitgehend eigenständig waren. Er gehört im Zusammenhang der tief greifenden Umbrüche in den Arbeitsbeziehungen in der Bundesrepublik Deutschland, die zu neuen »Grenzkonflikten der Arbeit« führen (Peter 2007), zu den bemerkenswertesten Ereignissen dieses Jahres.

»BAT plus 30 Prozent!« – vordergründig ging es ums liebe Geld. Aber diese symbolisch aufgeladene Forderung bündelte langjährig aufgestaute, tief liegende Frustrationen. Die Empörung einer Beschäftigtengruppe, die in den auf Seiten der Arbeitnehmer von *ver.di* geführten Tarifverhandlungen über lange Jahre eher »mitlief«, über den Tarifvertrag für den Öffentlichen Dienst (TvÖD) war nur der Konfliktanlass. Die tiefer liegenden Konfliktursachen sind hingegen in vielen kleinschrittigen Verschlechterungen von Arbeitsbedingungen (lange Arbeitszeiten und Zunahme arztfremder Tätigkeiten) und Einkommen, von Berufsperspektiven (Krankenhausarzt mit begrenzten Aufstiegschancen als lebenslanger Beruf) und Berufsrolle (vom »Halbgott in Weiß« zum »Facharbeiter der Gesundheitswirtschaft«) zu suchen.

Der Ärztestreik zog große öffentliche Aufmerksamkeit auf sich. Er hat die im Gesundheitswesen agierenden Verbände ebenso überrascht wie manche professionelle Beobachter. Der *MB*, der sich schließlich an die Spitze dieser Streikbewegung setzte, hat über den Streik seinen Charakter als Ärztegewerkschaft gestärkt. Der von ihm durchgesetzte Tarifvertrag war hart umkämpft und auch aus seiner Sicht vor allem deshalb ein Erfolg, weil damit erstmals ein eigenständiger, arztspezifischer Tarifvertrag durchgesetzt werden konnte, auf dem der *MB* im Weiteren aufbauen will (Marburger Bund 2006a: 24). Konflikte im Zuge seiner Umsetzung im Frühjahr 2007 zeigen, dass die monetären Verbesserungen, die der *MB* vor allem für die Oberärzte erreichen konnte, auf schwachen Füßen stehen (Ärzte-Zeitung v. 7.3.2007; Frankfurter Rundschau v. 6.3.2007). Im Folgenden werden die Konfliktursachen und die unmittelbaren Konfliktergebnisse näher ausgeleuchtet. Zunächst soll gezeigt werden, dass hier eine Gruppe hoch qualifizierter Beschäftigter auf langjährige signifikante Verschlechterungen ihrer Arbeitsbedingungen mit gewerkschaftlichen Abwehrkämpfen reagiert hat. Es geht weiter um die Frage, ob der Ärztestreik eher als das Scheitern gewerkschaftlicher Bemühungen um einen einheitlichen Flächentarifvertrag im Gesundheitswesen oder als die Schaffung neuer, womöglich verbesserter Bedingungen für eine kollektive Interessenvertretung der dort Beschäftigten angesehen werden muss. Und es geht darum, mit einer solchen Analyse zu zeigen, dass die Hinwendung der empirischen arbeitsbezogenen Forschung zum sozialen Konflikt das Interesse an ihren Arbeitsergebnissen in Zeiten tief greifender gesellschaftlicher Umbrüche erhöhen könnte.

2. Ein überraschender Konflikt, sein Anlass und seine tiefer liegenden Gründe

Der Ärztestreik im Frühjahr und Sommer 2006 ist jenseits des Konfliktanlasses – der Kritik am Entwurf des TVöD seitens vieler junger Krankenhausärzte – als der Versuch anzusehen, eine Tendenz zur stetigen Verschlechterung der Arbeitsbedingungen endlich umzukehren, für die nicht zuletzt *ver.di* verantwortlich gemacht wurde. Er ist aus dem Zusammenwirken höchst unterschiedlicher Bedingungen zu erklären:

Zu nennen sind zunächst – auch wenn der Arztberuf von wissenschaftlichen Beobachtern »weiterhin als pekuniär attraktiv eingestuft« wird (Spengler 2005: 494) – relative Verschlechterungen in den Arbeits- und Entlohnungsbedingungen (z.B. Gehaltseinbußen im Zuge der Ablösung des BAT durch den TvöD), ausufernde Arbeits- und Bereitschaftszeiten (Marburger Bund 2006b; Cobbers/Schöler 2006; Spengler 2005, 2006), eine erhebliche Zunahme bürokratischer, als berufsfremd empfundener Arbeiten in Folge des Fallpauschalengesetzes, vor allem aber auch die zunehmend blockierten mittelfristigen Karriereperspektiven junger Krankenhausärzte. Die Stellung dieser Beschäftigtengruppe zwischen Teilen des Pflegepersonals, insbesondere in der Intensivmedizin, und den Spitzen der Ärztehierarchie, die in deutschen Krankenhäusern durch das Chefarztsystem besonders ausgeprägt ist, wird so verändert.

Ein sachkundiger Beobachter spricht pointiert von einem »generellen Paradigmenwechsel«, der sich hier in den beiden letzten Jahrzehnten vollzogen habe.[2]

Wichtig ist ferner der Umstand, dass die Gruppe der Assistenzärzte nicht nur in den Krankenhaushierarchien in spezifischer Weise »eingeklemmt« war, sondern sich zugleich in den Interessenvertretungsstrukturen des Tarifverbundes im Öffentlichen Dienst nicht wirklich repräsentiert sah. Von der im Prinzip für sie zuständigen ÖTV wurden Ärzte seit 1984 organisatorisch nicht mehr als eigenständige Berufsgruppe erfasst. Zum gewerkschaftlichen Organisationsgrad von Ärzten gibt es bei *ver.di* keine Zahlenangaben. Auch dort spielen sie interessen- und organisationspolitisch eine gänzlich untergeordnete Rolle. *Ver.di* verhandelte für den *MB* und damit auch für die Klinikärzte mit, aber der *MB* war eine berufsständische, im Tarifgeschäft gleichsam »mitlaufende« Organisation. Der Verhandlungskommission gehörte z.B. kein Repräsentant des *MB* an. Die autonome Entwicklung von Forderungen seitens der Assistenzärzte und deren Repräsentation durch einen eigenen Sprecher in Verknüpfung mit den von *ver.di* geführten Verhandlungen und Streikaktionen um den TVöD im Sommer 2005 in Baden-Württemberg bringt all dies schlagend zum Ausdruck. Die symbolisch aufgeladene Gehaltsforderung signalisiert aber auch die Schwierigkeiten dieser Berufsgruppe, sich auf die Vorstellungen der durch *ver.di* hauptsächlich vertretenen Beschäftigtengruppen zur Regelung von Mehrarbeit einzulassen. Einer Forderung nach klarer Regelung und Begrenzung von Überstunden standen Interessen nach zusätzlichem Einkommen und die vielfach auch persönliche Abhängigkeit der auf Zeitvertragsbasis beschäftigten Assistenzärzte von den Chefärzten im Wege.[3] Auch eine enge Verschränkung von Arbeit und Qualifizierung war in diesem Zusammenhang von Bedeutung. Vor dem Hintergrund vielfältiger Unzufriedenheiten und angesichts der schwierigen Positionierung der jungen Klinikärzte innerhalb der Kooperationsbeziehungen und Abhängigkeiten im Krankenhaus gewann die Forderung nach dreißigprozentiger Erhöhung der Gehälter (nicht nur gegenüber dem Entwurf des neuen TVöD sondern gegenüber dem alten BAT) die Funktion einer einigenden Klammer.

Erste Streiks von Assistenzärzten hatten fast ein Jahr zuvor, in Verbindung mit den von *ver.di* geführten Auseinandersetzungen um den TVöD, als eigenständige Aktionen begonnen. Diese wurden – zunächst abgestimmt und koordiniert mit den Aktionen der anderen Beschäftigtengruppen (Interviewaussagen) – von Sprechern der Assistenzärzte an den Universitätskliniken in Baden-Württemberg organisiert. Die aufgestaute Unzufriedenheit einer Beschäftigtengruppe, die in den

»Primäre Arbeitspolitik« und neue Gewerkschaft?

Tarifverhandlungen nirgends direkt repräsentiert und im Klinikalltag in spezifischen Abhängigkeiten verfangen war, artikulierte sich erstmals deutlich und fand auch, anders als der z.T. zeitgleiche Streik von *ver.di* an den Universitätskliniken, die (öffentliche) Unterstützung von Fach-, Ober- und Chefärzten, was die Organisation von Streikhandeln seitens der Assistenzärzte erheblich erleichterte. Insofern der Ärztestreik also aus einer authentischen Streikbewegung junger Krankenhausärzte hervorgegangen ist (vgl. auch: Busch/Stamm 2006: 34; Wagner-Fallasch 2006: 2; Hoffmann 2006: 4), kann man ihn als ein Beispiel »primärer Arbeitspolitik«[4] ansehen, die in der gegenwärtigen Phase institutioneller Krisen wichtige innovatorische Impulse auslösen kann.

Am Beginn des Ärztestreiks stehen »primäre« arbeitspolitische Initiativen einer von massiven Verschlechterungen ihrer Arbeitsbedingungen und Berufsperspektiven betroffenen Beschäftigtengruppe, die sich in ihrem Selbstverständnis, Teil einer Leistungselite im Gesundheitswesen zu sein, in Frage gestellt sieht, und innerhalb der eingespielten, aber zunehmend unter Druck geratenen tarifpolitischen Verhandlungsprozeduren eher marginal ist. Aufgrund ihres eigenständigen arbeitspolitischen Handelns löst sie erhebliche Veränderungsimpulse innerhalb des *MB* aus, der sie bis dahin als *berufsständische* Organisation sehr erfolgreich zu organisieren und zu integrieren vermocht hatte. Eine lange aufgestaute Unzufriedenheit des größten Teils der Mitglieder (und des Mitgliederpotentials) des *MB* begann sich so am Rande einer von *ver.di* organisierten Tarifauseinandersetzung zu organisieren und konnte dann auch für latente Rivalitäten um die Führung des *MB* bedeutsam werden. Es war deshalb auch nicht nur die Dynamik des arbeitspolitischen Handelns junger KlinikärztInnen, die die »Vergewerkschaftlichung« des *MB* beförderte. Verbandsinterne Konkurrenzen gaben nach Einschätzung verschiedener Beobachter den letzten Anstoß dafür, dass die Verbandsspitze dieser berufsständischen Organisation sich schließlich uneingeschränkt als Ärztegewerkschaft zum Sprachrohr der streikenden jungen Ärzte machte (vgl. Martens 2007a: 37f.).

Der Streik junger Krankenhausärzte war also eine Auseinandersetzung um die Verteidigung massiv gefährdeter Besitzstände, die aus Sicht anderer Beschäftigtengruppen z.T. auch als Privilegien erscheinen mochten. Er wurde, parallel zu einer von *ver.di* um die Geltung des TVöD auch auf Länderebene geführten Tarifauseinandersetzung, zunächst an den Universitätskliniken zu einem Abschluss geführt und mündete dann in einen weiteren Streik an den kommunalen Krankenhäusern. Unter Duldung und z.T. mit tatkräftiger Unterstützung der – im *MB* ja mit entscheidendem Einfluss repräsentierten – Spitzen der Ärztehierarchie im Krankenhaus entwickelten die Assistenzärzte kreative Formen der Streikorganisation und Öffentlichkeitsarbeit. Gezielte Eskalationsschritte angesichts eines massiven hinhaltenden Widerstands der Arbeitgeber (VKA) beförderten die Dynamisierung des Gesamtprozesses. Zusätzlich sorgte die Rivalität zwischen *ver.di* und dem *MB* für weitere Verschärfungen. Der Versuch von *ver.di* und VKA, dem Streik mittels eines Tarifabschlusses die Spitze zu nehmen, der wichtigen Forderungen der jungen Ärzte Rechnung tragen, die Solidarität mit den anderen Beschäftigtengruppen stärker betonen, die Kosten für die Krankenhäuser aber gleichwohl in engeren Grenzen halten und den *MB* so ins Leere laufen lassen sollte, scheiterte an der inzwischen in Gang gekommenen Dynamik des Arbeitskampfes. Die ungebrochene, eher zusätzlich angestachelte Streikbereitschaft der Assistenzärzte für einen eigenständigen arztspezifischen Tarifvertrag und normale Arbeitsbedingungen erzwang schließlich die Tarifeinigung zwischen VKA und *MB*.

3. Die unmittelbaren Konfliktergebnisse: Keine der tieferliegenden Ursachen wurde wirklich angegangen

Das vom *MB* erreichte materielle Tarifergebnis ist ein äußerst mühsam gefundener Kompromiss, der die große Widersprüchlichkeit von Konfliktbedingungen und -verlauf ziemlich genau zum Ausdruck bringt. Für die den Streik maßgeblich tragenden Beschäftigtengruppen bedeutet er nur begrenzte monetäre Verbesserungen, u.a. um den Preis sehr flexibler Regelungen der Arbeitszeit. Einige Journalisten hatten im Zusammenhang mit dem Streik von der nun vielleicht zu Ende gehenden »Ära des feudalen Chefarztes« und von einem »Ärzteaufstand« gesprochen (Wölk 2006; Albrecht 2006), der als bloßer Protest noch »keine gestalterische, politische Dimension« habe. Sie hatten aber auf eine »kleine Revolution« gehofft, in deren Ergebnis »moderne, kollegiale Arbeitsstrukturen« nach dem Vorbild des Kollegialsystems staatlicher britischer Krankenhäuser »das Arbeitsklima wirklich verbessern würden« (Albrecht 2006).[5] Aber der Streik hat die tiefer liegenden Konfliktursachen einer Gestaltung noch nicht wirklich zugänglich gemacht. Hervorzuheben ist vor allem, dass die Abhängigkeiten in der Ärztehierarchie, die Entgrenzung von Arbeitszeiten und die Blockade (bzw. deutliche geminderte Attraktivität) früher selbstverständlicher Karrierewege weitgehend immer noch bestehen bleiben. In seinem ganzen Ausmaß ist der »generelle Paradigmenwechsel«, den man professionspolitisch mit der Formel des Abstiegs vom »Halbgott in weiß« zum »Facharbeiter der Gesundheitswirtschaft« umschreiben könnte (vgl. Hardt 2007; Martens

2007a: 22 ff.), über den »Sklavenaufstand« der Ärzte noch überhaupt nicht thematisiert worden.

Der Tarifvertrag des *MB* stellt aus Sicht der streikenden Ärzte gleichwohl den positiven Abschluss einer großen, zunächst eigeninitiativ in Gang gesetzten Kraftanstrengung dar. Schon allein die Tatsache, dass es einen eigenständigen, arztspezifischen Tarifvertrag nunmehr überhaupt gibt, ist von den Streikenden als wichtiger Erfolg gewertet worden. Sie hatten ihren Streik zudem bis zu seinem Ende vor dem Hintergrund eines hohen Maßes öffentlicher Zustimmung führen können. Allerdings läßt sich zeigen, dass der Tarifabschluss des *MB* hinsichtlich seiner finanziellen Auswirkungen im Ergebnis doch recht begrenzt geblieben ist. Die Volumina sind denen des parallelen Abschlusses von *ver.di* in den kommunalen Krankenhäusern durchaus vergleichbar (ver.di 2007; Martens 2007a: 48-52) – und: der Abschluss des *MB* bietet hinsichtlich der Gestaltung der Arbeitszeiten die größere Flexibilität. Der Betriebsleiter eines kommunalen Krankenhauses schätzt die Kosten des mit ver.di abgeschlossenen Tarifvertrages im Vergleich sogar als höher ein (Interviewaussage). Der Abschluss von ver.di dürfte allerdings ohne den Ärztestreik nicht möglich gewesen sein. Die vom *MB* durchgesetzten Einkommensverbesserungen kommen in überproportionaler Weise den Oberärzten und leitenden Oberärzten zugute, wobei aber im Zuge der Umsetzung des Tarifvertrags Probleme auftreten, weil dieser sehr genau und eng definiert, wer in seinem Sinne als Oberarzt gilt (Ärzte-Zeitung v. 7.3.2007; Frankfurter Rundschau v. 6.3.2007). Ob und in welcher Weise dies mittelfristig bei dem – zahlenmäßig größeren – Teilsegment der jungen Ärzte registriert und zu Verschiebungen in der Bewertung des Streikergebnisses führen wird, bleibt abzuwarten.

Ein Erfolg ist der Streik aber vor allem für den *MB*, der sich damit als Ärztegewerkschaft profiliert hat und in seinem Schritt, sich an die Spitze dieser Streikbewegung zu stellen, bestätigt sehen kann. Aus seiner Sicht konnte die »*ver.di*ktatur« (*MB*-Vorsitzender Montgomery) gebrochen werden. Er begreift sich nunmehr als organisierendes Zentrum der Leistungselite im Krankenhaus – mit allen Chancen sich zu einer Krankenhausgewerkschaft weiterzuentwickeln, die auch die Angehörigen verschiedener Pflegeberufe als Teil ihrer Klientel ansieht. Der *MB* hat diesen tarifpolitischen Erfolg unter Nutzung seiner berufsverbandlichen – eher hierarchischen – Strukturen und der starken Stellung leitender Ärzte in den Krankenhäusern zu erreichen vermocht. Diese Strukturen und damit auch die schwierige Position der Assistenzärzte innerhalb der Krankenhaushierarchie, die zu Beginn des Konflikts als eine seiner Ursachen durchaus bedeutsam war, bleiben damit aber unbearbeitet, werden möglicherweise eher zunächst einmal neu befestigt. Von der Tarifeinigung als Resultat einer hochdynamischen Streikbewegung geht ein Impuls dahingehend aus, die eigene »Vergewerkschaftlichung« als Befreiung aus einem an der Seite von *ver.di* erduldeten »Solidaritätskorsett«, mithin als längst fällige Durchbrechung des Einheitsgewerkschaftsprinzips zu interpretieren, sie zugleich aber auch in der Perspektive der Bildung einer allgemeinen Krankenhaus- oder Gesundheitsgewerkschaft weiter zu treiben. Damit wird der *MB* jedoch unmittelbar auf die höchst widersprüchlichen Resultate der Streiks als sozialer Prozesse gestoßen.

Wie gezeigt waren es tief greifende Arbeits- und Statusprobleme, die, vermittelt über eine hohe, symbolisch aufgeladene Gehaltsforderung, zu einer breiten Streikmobilisierung von Assistenzärzten geführt haben. Vor dem Hintergrund dieser Konfliktursachen hat der Vorsitzende des *MB*, F. U. Montgomery, den Ärztestreik auf der ersten länderübergreifenden Protestkundgebung von Krankenhausärzten kommunaler Kliniken am 25.7.2006 in Dortmund als »Sklavenaufstand« bezeichnen können (vgl. auch die Homepage des *MB*). Der *MB* hat, indem er sich an die Spitze der Auseinandersetzungen stellte, tarifpolitisch einen bemerkenswerten Erfolg errungen, sich so zu einer berufsständischen Gewerkschaft weiterentwickelt und massive Mitgliedergewinne verbucht. Andererseits hat der *MB* damit, in den Worten seines Vorsitzenden, »das Prinzip der Einheitsgewerkschaft aufgelöst«; dadurch, »dass eine besonders spezialisierte (...) Berufsgruppe mit ihrer eigenen Gewerkschaft ihre Belange selber in die eigenen Hände nimmt«, sei ein »Meilenstein in der Gewerkschaftsgeschichte« gesetzt (Montgomery 2006: 2).[6]

Angesichts der über das Fallpauschalengesetz gedeckelten Finanzierung der Krankenhäuser, aber wohl auch aufgrund der im Zuge der Streikdynamik entwickelten Argumentationen des *MB* sowie seines mit dem Tarifabschluss zur Schau gestellten neuen Selbstbewusstseins als Kern einer zukünftigen Gesundheitsgewerkschaft, zeitigt das materielle Tarifergebnis spürbare Effekte der Desolidarisierung zwischen den verschiedenen Beschäftigtengruppen im Krankenhaus. Darüber hinaus begannen sofort mit dem Tarifabschluss Spekulationen über mittelfristige negative Folgen; Schließungen oder Privatisierungen von kommunalen Kliniken waren aus Sicht von Arbeitgebervertretern unabwendbar. Allerdings erscheint es fraglich, ob ohnehin vorhandene Entwicklungen in diese Richtung durch den Ärztestreik wirklich verstärkt worden sind (Interviewaussagen). Jedenfalls gibt sich der *MB* hinsichtlich möglicher negativer Folgen für andere Beschäftigtengruppen gelassen, wenn nicht gleichgültig. Das »Armutsargument« der Arbeitgeber könne nicht überzeugen, es gebe genügend Rationalisierungs- und Effizienzreserven und im Übrigen gehe es dem *MB* zunächst einmal um die legitimen Interessen der Ärzte.

Im Konfliktverlauf selbst ist die Charakterisierung der eigenen Klientel als Leistungselite im Krankenhaus seitens des *MB* in einer Weise erfolgt (»Schauspieler« versus »Kulissenschieber«), die Angehörigen anderer, z.T. ja auch hoch qualifizierter und für die arbeitsteiligen Prozesse im Krankenhaus unverzichtbarer Beschäftigtengruppen äußerst übel aufgestoßen ist und nun nachwirkt. Nicht nur in den Verteilungsergebnissen, sondern auch über neu geschürte Gruppenrivalitäten kommt zunächst einmal eine Desolidarisierung zur Geltung, die doch in gewissem Kontrast steht zu den Organisationsformen, die im Sommer 2005 die ersten Impulse für die Streikbewegung gaben.

Ob die während des Streiks prognostizierten Finanzierungsprobleme und möglicherweise drohenden Krankenhausschließungen verstärkt zu Verhandlungen über Öffnungsklauseln oder Privatisierungsüberlegungen seitens kommunaler Krankenhausträger führen werden, scheint zu Beginn des Jahres 2007 keineswegs ausgemacht. Die unmittelbaren ökonomischen Schäden der Streiks sind eher begrenzt und alle 2005/2006 neu abgeschlossenen Tarifverträge beinhalten etliche von den Arbeitgebern so gewollte Flexibilisierungspotenziale, die kostendämpfend genutzt werden können. Vor diesem Hintergrund wird sich zeigen müssen, inwieweit die jeweiligen betrieblichen Interessenvertretungen und die in ihnen repräsentierten Gewerkschaften dazu in der Lage sind, neue solidarische Lösungsansätze zu entwickeln.

4. *Die Konfliktergebnisse aus Sicht der beteiligten Gewerkschaften*

Betrachtet man die Resultate des Konflikts zunächst aus der Perspektive des *MB*, so ergibt sich, dass er sich zwar als der klare Sieger der Tarifauseinandersetzung begreifen kann, aber gerade dadurch höchst widersprüchliche Bedingungen für seine weitere Entwicklung geschaffen hat. In den Maße nämlich, wie sich sein Charakter als Gewerkschaft weiter ausprägt, dürfte es ihm schwerer fallen, die zunehmend zu »Facharbeitern in der Gesundheitswirtschaft« werdenden Assistenz- und Fachärzte in eine berufsständische Lobbyarbeit zu integrieren, die sehr stark, wenn nicht vorrangig, an den Interessen der Spitzen der Ärztehierarchie im Krankenhaus (und gesundheitspolitisch im Übrigen auch an den Interessen niedergelassener Ärzte) orientiert ist.

Die Siegerpose, in die sich der *MB* als nunmehr »vergewerkschaftlichter« berufsständischer Verband wirft, gilt offenbar ganz besonders der konkurrierenden (Ex-)Einheitsgewerkschaft ver.di. Der *MB* ist sich aber möglicherweise des spannungsreichen Anforderungsgefüges noch nicht voll bewusst, in das er sich mit seiner neuen Doppeleigenschaft – berufsständischer Verband einerseits, Gewerkschaft andererseits – begeben hat. Diese Widersprüchlichkeit ergibt sich schon aus den Binnenbeziehungen der sehr heterogenen Berufsgruppe der Ärzte, denn für eine Ärztegewerkschaft ist es durchaus ein Problem, wenn in ihren Spitzenämtern Personen zu finden sind, die gegenüber der Kernklientel der Organisation Arbeitgeberfunktionen einnehmen. Latent spielte diese Konfliktdimension bereits im Ärztestreik 2006 als Handlungsmotiv der daran Beteiligten eine Rolle. Auch wenn diese ausdrücklich betonen, keinen Streik gegen die Chefärzte geführt zu haben, provoziert die durch den *MB*-Vorsitzenden geprägte Formel vom »Sklavenaufstand« doch zwingend die Frage nach den »Sklavenhaltern«. Das damit angesprochene Konfliktpotenzial zwischen den Assistenzärzten und den Spitzen der Ärztehierarchie könnte zunehmend spürbar werden, wenn die beabsichtigte Entwicklung einer Gesundheits- bzw. Krankenhausgewerkschaft wirklich angegangen werden soll. Dass hierüber innerhalb des *MB* aktuell nicht weiter diskutiert wird (Interviewangaben), ist daher auch nicht überraschend.

Infolge des Streiks dürfte ein neues Kräftegleichgewicht in den Beziehungen zwischen nunmehr zwei Gewerkschaften und Arbeitgebern entstanden sein, das nun auch kleinschrittige Veränderungen im betrieblichen Alltag – in den Kooperationsbeziehungen, der Personalvertretungsarbeit etc. – nach sich ziehen und zunächst nur graduell modifizierbar sein wird. Denn Streiks wie der hier analysierte sind auch in Zeiten allgemein tief greifender Umbrüche außergewöhnliche und herausragende Ereignisse, die die Grundlinien der weiteren Entwicklung ein Stück weit neu festlegen.

Aus der Perspektive von *ver.di*, der zweiten beteiligten und betroffenen Gewerkschaft, ergibt sich – angesichts der durch den Ärztestreik deutlich gewordenen Grenzen einer kompromissorientierten Verteidigung eines alle Beschäftigtengruppen im Gesundheitswesen integrierenden Tarifvertrags sowie der zunächst einmal aufgebrochenen Konkurrenzen zwischen verschiedenen Beschäftigtengruppen – vor allem eine Frage: Wie kann *ver.di* als Einheitsgewerkschaft künftig mit den nun deutlich artikulierten Interessen einer am Arbeitsmarkt besonders durchsetzungsstarken und aktuell für die eigenen Organisationsanstrengungen nicht mehr zugänglichen Beschäftigtengruppe umgehen? Antworten in Richtung auf intensivierten Dialog bei zugleich deutlicherer Betonung der spezifischen Interessen der eigenen Kernklientel liegen nahe.

»Primäre Arbeitspolitik« und neue Gewerkschaft?

Ver.di ist in der Funktionselite der Krankenhäuser nicht breit verankert. Für junge Krankenhausärzte, die sich als Teil dieser Elite verstehen und in komplizierte Kooperations- und Abhängigkeitsverhältnisse innerhalb der medizinischen Professionshierarchie eingebunden sind, ist die Schwelle zur Zusammenarbeit mit einer DGB-Gewerkschaft zweifellos hoch. Ansatzpunkte für *ver.di*, hier stärker Fuß zu fassen, sind zu Beginn der Streikbewegung möglicherweise vorhanden gewesen, konnten aber nicht genutzt werden. Der Versuch, alle beteiligten Akteurgruppen in eine defensive, kompromissorientierte Tarifpolitik einzubinden, ist angesichts des eigeninitiativen arbeitspolitischen Handelns der am Arbeitsmarkt stärksten, in den korporatistischen Strukturen der Tarifaushandlung zugleich aber am wenigsten unmittelbar repräsentierten Beschäftigtengruppe gescheitert. Manches deutet darauf hin, dass Angehörige der hauptsächlich bei *ver.di* organisierten Berufsgruppen im Ergebnis des Streiks zum Teil auf Distanz zu den Ärzten gehen, die aus ihrer Sicht eigene Interessen auf Kosten anderer durchzusetzen versucht haben. *Ver.di* wird sich aber darauf einrichten müssen, Beschäftigteninteressen in absehbarer Zukunft ausgehend von einer verschärften Konkurrenz zwischen verschiedenen Berufsgruppen im Gesundheitswesen zu vertreten. Ob nun auf Basis einer wechselseitigen Anerkennung der jeweiligen Sonderinteressen Ansatzpunkte für organisationsübergreifendes solidarisches Handeln zwischen Assistenzärzten und Pflegeberufen gefunden werden können, dürfte vor allem von zwei Dingen abhängen: Zum einen wird von großer Bedeutung sein, wie die Kooperationsbeziehungen zwischen Pflege und ärztlichem Dienst und deren Interessenvertretung sich im Arbeitsalltag entwickeln werden, zum anderen wird es eine wichtige Rolle spielen, ob und wie *ver.di* einen Dialog mit den jungen Krankenhausärzten – die über den Streik zunächst einmal ein stärkeres Selbstbewusstsein gewonnen und eine engere Bindung zum *MB* hergestellt haben – aufnehmen bzw. gestalten kann.

Mit etwas zeitlichem Abstand zur Phase des heißen Konflikts im Frühjahr und Sommer 2006 spricht wenig dafür, dass der *MB* mit seiner Ankündigung ernst machen wird, nunmehr die Bildung einer Gesundheitsgewerkschaft in Angriff zu nehmen. Ver.di wird umgekehrt gut beraten sein, dem *MB* die Organisation und die eigenständige tarifpolitische Interessenvertretung der Ärzte nicht streitig zu machen. Einen ärztespezifischen Tarifvertrag erreicht zu haben ist aus Sicht der Streikbeteiligten das wichtigste Ergebnis des Tarifkonflikts, und gegenüber der kompromissorientierten Politik, die *ver.di* in den vorausgegangenen Jahren verfolgt hat, gibt es von ihrer Seite her eine deutliche Frontstellung. *Ver.di* ist somit zunächst einmal darauf verwiesen, die Interessen der *eigenen*

Klientel deutlicher und offensiver als bislang zu artikulieren, muss dabei aber zugleich intensiv den Dialog mit den Assistenz- und Fachärzten suchen.

5. Die Resultate des Konflikts als Ausgangspunkt neuer arbeits- und gesundheitspolitischer Initiativen

In einigen Analysen zum Ärztestreik ist die Aufsplitterung vormals einheitlicher tarifvertraglicher Regelungen durch berufsgruppenspezifische Tarifverträge verschiedener Gewerkschaften beklagt worden. Sie komme nun zur ohnehin stattfindenden Aushöhlung des Flächentarifvertrags hinzu (vgl. etwa Busch/Stamm 2006). Im Ergebnis der hier vorgelegten Analyse ist dagegen zu betonen, dass es auch schon in der Vergangenheit keinen wirklichen solidarischen Interessenausgleich oder organisatorischen Zusammenhalt zwischen den Ärzten und den nichtmedizinischen Berufsgruppen im Krankenhaus gegeben hat.

Der Sachverhalt einer zusätzlichen Aufsplitterung einer zuvor noch einheitlichen tarifpolitischen Interessenvertretung ist zwar zunächst einmal zutreffend beschrieben und dürfte sich aus der Perspektive der beteiligten Gewerkschaften auch so darstellen. Das bedeutet aber nicht, dass ein zuvor gegebener solidarischer Zusammenhang durch den Ärztestreik aufgekündigt worden ist. Vielmehr kann die nähere Analyse des Streiks zeigen, dass die in diesem Zusammenhang relevante Gruppe der jungen Krankenhausärzte, v.a. der Assistenzärzte, bislang in den institutionalisierten Interessenvertretungs- und Aushandlungsstrukturen praktisch nicht wirksam repräsentiert war und dass dies – vor dem Hintergrund veränderter Arbeits- und Entlohnungsbedingungen, Berufsrollen und berufsbiographischer Erwartungen – diesen Streik (und die Profilierung des *MB* als Ärztegewerkschaft) überhaupt erst ermöglicht hat. Nimmt man dies als Ausgangspunkt, so ergeben sich andere Schlussfolgerungen:

Insofern sich im Ärztestreik eigeninitiatives Handeln von Angehörigen einer Berufsgruppe artikuliert hat, die bis dahin in gewerkschaftlich organisierten Aushandlungsprozessen keine nennenswerte Rolle spielte, kann man auch sagen, dass die Voraussetzungen zur Entwicklung solidarischer Arbeitspolitik im Gesundheitswesen durch den Streik zwar fürs erste komplizierter, perspektivisch aber u.U. sogar besser geworden sind – denn immerhin traten damit Angehörige einer gesellschaftlich sehr bedeutenden Berufsgruppe erstmals eigenständig als arbeitspolitisch relevante Akteure in Erscheinung. Hieraus könnten sich durchaus auch Chancen für eine erneuerte – und offensivere – gruppenübergreifende Arbeitspolitik im Gesundheitswesen ergeben.

»Primäre Arbeitspolitik« und neue Gewerkschaft?

Dass nunmehr zwei Gewerkschaften ihr jeweiliges Terrain im Gesundheitswesen neu abgesteckt haben, schafft sicherlich eine nicht eben einfache Lage – zumal im verbalen Schlagabtausch untereinander z.T. tief verwurzelte Werte wechselseitig angegriffen werden. Dass der *MB* die Durchbrechung des Prinzips der Einheitsgewerkschaft als Erfolg besonders herausstreicht, muss z.B. das grundlegende gewerkschaftliche Selbstverständnis von *ver.di*-Aktiven massiv verletzen. Als berufsständischer, eher auf die Wahrung der Partialinteressen (und z.T. auch Privilegien) seiner Hauptklientel orientierter Verband dürfte der *MB* umgekehrt Forderungen nach einem solidarischen Interessenausgleich, wie sie etwa der *vdää* für eine kleine Gruppe von (vielfach auch bei *ver.di* organisierten) Ärzten offensiv formuliert[7], kritisch gegenüberstehen.

Anders als bei anderen berufsständischen Verbänden wie etwa der Pilotenvereinigung *Cockpit* haben wir es im Gesundheitswesen mit einer Entwicklung zu tun, die geprägt ist durch ernstzunehmende Verschlechterungen von Arbeitsbedingungen und Berufsperspektiven einer großen Teilgruppe der Ärzteschaft, die im Klinikalltag eng mit Angehörigen einer anderen Berufsgruppe kooperiert, deren »Leidensdruck« ebenfalls erheblich ist. Zugleich sehen sich viele dieser Krankenhausärzte hierarchischen Abhängigkeitsverhältnissen innerhalb der eigenen Berufsgruppe ausgesetzt. Insofern entstehen auf Grundlage von Veränderungen im Arbeitsalltag und in den Berufsbildern der Beteiligten sowie angesichts eines sich absehbar weiter fortsetzenden Kosten- und Rationalisierungsdrucks auf das Gesundheitswesen vielfältige Herausforderungen und Ansatzpunkte zu neuem solidarischem arbeitspolitischem Handeln.

Hieraus ergibt sich für beide involvierte Gewerkschaften – sowohl für die Einheitsgewerkschaft *ver.di* als auch für den in einer Entwicklung vom berufsständischen Verband zur Ärztegewerkschaft begriffenen *MB* – die entscheidende Schlussfolgerung: *In Konkurrenz zueinander* werden sie angesichts schrumpfender Verteilungsspielräume auf klassischen Feldern gewerkschaftlicher Interessenvertretung kaum etwas gewinnen können. Weit stärker als bisher werden beide sich der Herausforderung stellen müssen, in Auseinandersetzung mit einer Gesundheitspolitik, die sich aktuell als zu übergreifenden Lösungen nicht in der Lage präsentiert, aus ihren berufsfachlichen Kompetenzen heraus selbst arbeits- und gesundheitspolitisch tragfähige Lösungsmodelle zu entwickeln und sich für diese einzusetzen. Nur über solche politischen Initiativen – die auch eine offensive Infragestellung der Kostendeckelung im Gesundheitswesen bzw. der Verteilung der finanziellen Ressourcen beinhalten müssten – werden letztlich die Grundlagen einer neuen Solidarität unter den Beschäftigten des Gesundheitswesens geschaffen werden können, nur in ihnen werden sich Meinungsführerschaften, und vielleicht auch wieder Gemeinsamkeiten zwischen beiden Gewerkschaften, entwickeln können.

Arbeitspolitische Erfolge werden dabei allerdings – in Anbetracht der relativ starren Strukturen eingeschliffener Verbandspolitiken einerseits, der (nicht nur gemessen am Habermas'schen Idealbild eines herrschaftsfreien Diskurses) festzustellenden Deformationen gesundheitspolitischer Diskurse innerhalb der medial hergestellten Öffentlichkeit andererseits – stark davon abhängen, ob und wie es den Beschäftigten im Gesundheitswesen und ihren Gewerkschaften gelingt, durch ein möglichst hohes Maß an Mobilisierung von »Laienexpertise«, also durch direkte Beteiligung und »Selbertun« der Beschäftigten, zunächst einmal interne Öffentlichkeiten und dialogische Suchprozesse im Hinblick auf die Entwicklung von tragfähigen Lösungsmodellen zu organisieren.

6. Schlussfolgernde Überlegungen

Der Ärztestreik im Frühjahr und Sommer 2006 fügt sich ein in einen Prozess tief greifender Umbrüche des Erwerbsarbeitssystems der Bundesrepublik, ähnlich anderen hochentwickelten westlichen Gesellschaften. Die Tarifauseinandersetzungen im Öffentlichen Dienst im Frühjahr 2006 sind nach Auffassung des Wirtschafts- und Sozialwissenschaftlichen Instituts der Hans-Böckler-Stiftung (WSI) Markierungspunkt eines »tiefen Einschnitts in der Entwicklung der Tarifpolitik und der Arbeits- und Einkommensbedingungen in diesem Sektor und darüber hinaus« (Bispinck 2006a: 12; vgl. auch Bispinck 2006b). Die Ergebnisse werden im tarifpolitischen Halbjahresbericht des WSI unter dem Gesichtspunkt der Begrenzung eines »arbeitszeitpolitischen Durchmarsches« der öffentlichen Arbeitgeber als »Kompromiss auf Zeit« bewertet. Konkurrenzen zwischen *ver.di* und *MB* seien als zusätzliche, noch schwer abschätzbare Konfliktdimension sichtbar geworden (Bispinck 2006a: 22).

Die hier vorgelegte Analyse sollte u.a. zu deren Aufhellung einen Beitrag leisten. Nur auf den ersten Blick erinnert die Entwicklung des *MB* an zeitlich schon weiter zurückliegende Erfahrungen mit Berufsorganisationen wie *Cockpit*. Die Vermutung, dass von ihnen seinerzeit lediglich Sonderinteressen eines eng begrenzten Beschäftigtensegments erfolgreich durchgesetzt wurden, lag nahe. Für die großen Gewerkschaften im DGB handelte es sich hier letztlich nur um »Randphänomene«. Die aktuellen Ärztestreiks erinnern dagegen eher an zeitlich näher liegende Konflikte, die von hoch qualifizierten und deshalb durchsetzungsstarken

Beschäftigtengruppen ausgetragen wurden, allerdings in Marktsegmenten, die sehr viel direkter von Globalisierungsdruck und -folgen betroffen waren, so z.B. in der IT-Branche (Martens 2006; 2007b). In ihnen ging es vor allem um die Sicherung von Arbeitsplätzen, und in ihnen zeigten sich möglicherweise erste Ansätze einer »eigensinnigen Arbeitspolitik« (Sauer 2005) angesichts beschäftigungspolitisch fataler Modernisierungsspiralen im Zeichen der Globalisierung. Diese Konflikte sind von den großen Gewerkschaften keineswegs mehr als »Randphänomene« zu betrachten.

Bei allen diesen Konflikten, also auch beim Ärztestreik, handelt es sich um neue, »primäre« arbeitspolitische Initiativen mit potentiell großer Reichweite. Für die verschiedenen, in ihrem Alltagsgeschäft verfangenen Akteure mag sich das nicht ohne weiteres so darstellen. Sie äußern sich denn auch hinsichtlich der zukünftigen Perspektiven überwiegend skeptisch: Die Repräsentanten des *MB* sehen sich durch den Erfolg des arztspezifischen Tarifvertrags zwar gestärkt, aber aktuell mit den Schwierigkeiten seiner Umsetzung konfrontiert. In den Kliniken erhöht sich so der Druck auf Mitglieder des *MB*, für die betrieblichen Interessenvertretungen zu kandidieren – und in den Gremien wachsen die Anforderungen zur Kooperation von Mitgliedern beider Gewerkschaften. Für die hauptamtlichen Funktionäre beider Organisationen steht außerdem zunächst einmal die durch den Ärztestreik verschärfte zwischenverbandliche Konkurrenz im Vordergrund. Führungskräfte in Krankenhäusern scheinen demgegenüber eher Probleme infolge der Aufsplitterung der alten Regelungswerke zu befürchten. Befragte Ärzte, auch solche, die Mitglieder von *ver.di* sind, schwanken zwischen der Hervorhebung des Erfolgs einer ersten authentischen Artikulation eigener Interessen und einer gewissen Ernüchterung darüber, dass die für den Streik ursächlichen Probleme im Grunde nach wie vor ungelöst sind. Befragte Personalratsmitglieder aus anderen Berufsgruppen schließlich berichten mit einer gewissen Ratlosigkeit von den Schwierigkeiten, angesichts schleichender Desolidarisierungsprozesse die Balance zwischen den Interessen der verschiedenen Beschäftigtengruppen im Krankenhaus zu wahren. Für die Entwicklung gemeinsamer arbeits- und gesundheitspolitischer Perspektiven im Blick nach vorne scheint insgesamt wenig Raum gegeben zu sein. Aber der Bedarf wird allenthalben artikuliert.

Die Perspektive des externen Beobachters kann mehr Distanz zu diesen Alltagserfahrungen und zugleich Verknüpfungen zu übergreifenden Entwicklungen herstellen. In diesem Aufsatz wurde das v.a. im Hinblick auf die gewerkschaftssoziogische Dimension des analysierten

Konflikts versucht. Vor dem Hintergrund schwieriger Anpassungsprozesse an die Herausforderungen von Deutscher Wiedervereinigung, europäischer Integration und Globalisierung waren die Entwicklungen im Bereich der Gewerkschaften in den 1990er Jahren v.a. geprägt durch: (1) Gewerkschaftszusammenschlüsse, (2) Debatten über eine Aufgabenkonzentration, (3) Bemühungen um die Erschließung neuer Mitgliederpotentiale sowie (4) Organisationsentwicklungsprozesse. In den rückblickend bewertenden Debatten (z.B. Schröder/Weßels 2003) überwiegt die Akzentsetzung auf die Schwierigkeiten solcher Anpassungsprozesse, auf Gefährdungen durch eine fortschreitende Erosion überkommener institutioneller Arrangements und einen fortgesetzten Anpassungsdruck an weiteren sozialen Wandel. In der arbeits- und industriesoziologischen Forschung dominiert nach wie vor ein Blickwinkel, der von den tradierten Strukturen der »industriellen Beziehungen« bestimmt ist. Szenarien zwischen fortschreitender Erosion, relativ erfolgreichem »muddling through« und grundlegender Reform des institutionellen Settings werden aufgemacht.

Neben solchen Analysen, die wesentlich auf die historisch überkommene Institutionenstruktur orientiert sind, finden sich inzwischen aber auch Beispiele für Dialogprojekte zwischen Wissenschaft und Gewerkschaften, in denen die Frage nach einer neuen Politik der Arbeit ins Zentrum gerückt wird (Scholz et al. 2006). Neuansätze einer »primären Arbeitspolitik«, getragen von einzelnen Beschäftigtengruppen und oftmals in durchaus konfliktorischen Formen entfaltet (vgl. Wolf 2001; Martens 2005), werden bislang aber kaum wahrgenommen. Schon gar nicht wird mit neuen institutionellen Akteuren gerechnet wie sie etwa in Gestalt des *MB* in Erscheinung getreten sind.

Die hier vorgelegte Analyse soll dagegen den Blick für *neue* Konflikte und für das Handeln und die Handlungsmotive der daran unmittelbar Beteiligten schärfen. Analysen wie diese können die in den Konflikten Handelnden auf die Bedingungen verweisen, an die sie in ihrem Handeln gebunden sind (v. Ferber 1970; Pöhler 1970), und sie können dazu beitragen, soziologische Analysen »von den Problemdefinitionen (zu befreien), wie sie durch Institutionen geschaffen sind (ohne) plausible Relevanz für eine soziologische Analyse (zu) haben« (Lepsius 2003). Die Fokussierung auf neue primäre Politikprozesse zielt also darauf ab, ein »intellektuelles Hindernis« bzw. ein »Rationalitätsdefizit« zu vermeiden, welches – im Rückgriff auf sekundäre, schon institutionalisierte Politikformen – »überwiegend durch das schlichte Festhalten an einmal gewonnenen Rationalitätsvorstellungen, die sich zumeist auf ältere Zustände der gesellschaftlichen Wirklichkeit beziehen, inhaltlich gefüllt« wird. Das taugt dann aber als Kognitionsgrundlage allenfalls für defensive Reaktionen (Wolf 2001: 231). Echte arbeitspolitische Neuansätze werden aber typischer Weise in konfliktorischen Formen zur Geltung gebracht. Der Ärztestreik vom Frühjahr und Sommer 2006 ist dafür ein aufschlussreiches Beispiel.

Korrespondenzadresse:
Helmut Martens
Sozialforschungsstelle Dortmund
Evinger Platz 17
D-44339 Dortmund
E-Mail: martens@sfs-dortmund.de

Anmerkungen

1 Der Aufsatz stützt sich auf eine von der Hans-Böckler-Stiftung geförderte empirische Studie, deren Basis Expertengespräche im Rahmen von drei Betriebsfallstudien und auf der Ebene der beteiligten Verbände sowie Dokumenten- und Sekundäranalysen bilden (Martens 2007a). Zu Genese, Verlauf und unmittelbaren Resultaten des Streiks vgl. ausführlich ebd.: 31-57.
2 Auch die Debatten über eine weitere Ausdifferenzierung ärztlicher (und nicht mehr ärztlicher) Qualifizierungswege durch die Einführung eines Bachelorstudiengangs (etwa für Anästhesisten) oder Ausbildungsgänge für eine nichtärztliche Chirurgische Assistenz (Chirurgisch-Technische Assistenten), wie sie unlängst auf dem CTA-Workshop der Deutschen Gesellschaft für Chirurgie geführt wurden, lassen hier zukünftige Entwicklungslinien erkennen.
3 Spengler/Jámbor (2006: 13) sprechen von »prekären Beschäftigungsverhältnissen«. Trotz faktischer Vollbeschäftigung von Ärzten im ÖD seien 42,5 % der vollzeitbeschäftigten Ärzte befristet angestellt. An den Baden-württembergischen Universitätskliniken betrage dieser Anteil bei Ärzten unter 35 Jahren sogar 78,4 %.
4 Das Begriffspaar von primärer und sekundärer Politik, das F.O. Wolf zunächst am Beispiel der Arbeitspolitik (Wolf 2001: 229f.) entwickelt und dann auch für das Feld der Wissenspolitik vertieft hat (Wolf 2002), gilt zunächst der Gegenüberstellung von eigenständigem Handeln der Arbeitenden selbst, das Politik konstituierend sein kann, und dem schon institutionalisierten Interessenvertretungshandeln von Organisationen und Institutionen. Das läuft auf eine Unterscheidung von konstituierender und konstituierter Politik hinaus: »›Primäre Politik‹ ist demnach als ›konstituierende Politik‹ zu begreifen, die Sachzwänge im Hinblick auf ihre Voraussetzungen hinterfragt und damit auf ihre Veränderbarkeit hin praktisch relativiert. Umgekehrt ist eine ›sekundäre Politik‹ eine ›konstituierte Politik‹, die entsprechenden Sachzwängen unterliegt, die sie nicht relativieren kann oder will.« (Wolf 2002: 4).
5 Vergleichbare flachere Hierarchien, diesseits »quasi feudaler« Chefarztstrukturen (Expertenaussage) finden sich in der Bundesrepublik am ehesten in Privatkliniken. Vgl. auch Pföhler (2006).

6 Nach Interviewaussagen liegen die Mitgliedergewinne infolge des Streiks in einer Größenordnung von ca. 30 000. Vor dem Streik gab es für den *MB* drei als unverrückbar geltende Handlungsbedingungen: (1) Mit 78 000 Mitgliedern schien die Spitze der Möglichkeiten erreicht. (2) Eigenständige Tarifverhandlungen in den großen Tarifgebieten (TDL, Kommunen) erschienen als unmöglich. (3) Es galt als ausgeschlossen, mehr als 30 Ärzte gleichzeitig auf die Straße zu bringen. Nichts davon gilt mehr nach Beendigung des Streiks.
7 Zu den Positionen des vdää zur Gesundheitsreform und deren Resonanz auf dem außerordentlichen Ärztetag am 24.10.2006 vgl. Rühmkorf 2006.

Literatur

Albrecht, H. (2006): Operation Streik. Die Ärzte kämpfen nicht nur für mehr Geld und Freizeit, sondern auch gegen die Herrlichkeit ihrer Chefs. Die Zeit v. 7.6.2006
Ärzte-Zeitung v. 7.3.2007: Tarifvertrag hat fatale Folgen für viele Oberärzte
Bispinck, R.; (und WSI Tarifarchiv) (2006a): Tarifpolitischer Halbjahresbericht. Eine Zwischenbilanz der Lohn- und Gehaltsrunde 2006. Düsseldorf: Hans-Böckler-Stiftung
Bispinck,. R. (2006b): Mehr als ein Streik um 18 Minuten – Die Tarifauseinandersetzung im Öffentlichen Dienst 2006. WSI Mitteilungen 59: 374-381
Busch, G.; Stamm, S. (2006): Renaissance der Standesorganisationen? Sozialismus 33, 9: 32-37
Cobbers, B.; Schölkopf, M. (2006): Zahlen und Fakten zur Situation der Ärzteschaft in Deutschland – Ein Beitrag zur Versachlichung der Diskussion. Gesundheits- und Sozialpolitik 60, 3-4: 10- 22
Ferber, C.v. (1970): Die Gewalt in der Politik. Auseinandersetzung mit Max Weber, Stuttgart: Kohlhammer
Frankfurter Rundschau v. 6.3.2007: Viele Klinikärzte werden degradiert. Zahlreiche Oberärzte werden nur als Fachärzte bezahlt. Auslegung des Tarifvertrags macht Mediziner wütend.
Hardt, J. (2007): Das Unwort »Krankheit« in der Gesundheitswirtschaft. Warum die Krankenbehandlung auf dem Gesundheitsmarkt als Kostenfaktor erscheint – die verwirrende, aber präzise Sprache im so genannten Gesundheits-System. Frankfurter Rundschau v. 2.1.2007
Hoffmann, P. (2006): Voller Widersprüche, aber letztlich sinnvoll. Über ver.di und den Marburger Bund. Express 9-10/2006: 4-5
Marburger Bund (2006a): Die Arbeitssituation deutscher Krankenhausärzte. Zahlen, Daten und Fakten zu Arbeitsbedingungen, Arbeitszeiten, Einkommen. Berlin (http://www.marburger-bund.de/site/bundesverband/aktuelles/tarifpolitik/texte/Grundsatzpapier-Arbeitsbedingungen.pdf)
Marburger Bund (2006b): Unterm Strich. Informationen zu den arztspezifischen Tarifverträgen des Marburger Bundes, November 2006. Berlin
Martens, H. (2005): Nach dem Ende des Hype. Interessenvertretungsarbeit und Arbeitspolitik in der informationalen Ökonomie. Münster: Westfälisches Dampfboot
Martens, H. (2006): Arbeitspolitische Initiativen in der IT-Branche. Ambivalenzen des dezentralen »Selbertuns« und Herausforderungen und Chancen einer neuen Netzwerkpolitik für die Gewerkschaften. Arbeit 15: 231-245

Martens, H. (2007a): Primäre Arbeitspolitik und Gewerkschaften im Gesundheitswesen. Der Ärztestreik 2006 als Beispiel primärer Arbeitspolitik in Zeiten tiefgreifender gesellschaftlicher Umbrüche (Forschungsbericht). Dortmund

Martens, H. (2007b): Industriesoziologie im Aufbruch? Herausforderungen empirischer Arbeitsforschung im Epochenbruch. Münster: Westfälisches Dampfboot

Montgomery, F. U. (2006): »Wir haben das Prinzip der Einheitsgewerkschaft aufgelöst«. Interview im Deutschlandradio Kultur am 19.8.2006 (http://www.dradio.de/kultur/sendungen/tacheles/533386/)

Peter, G. (Hg.) (2007): Grenzkonflkkte der Arbeit. Die Herausbildung einer neuen europäischen Arbeitspolitik. Hamburg: VSA

Pföhler, W. (2006): »Mit Lotsen durch die Klinik«. Rhön-Vorstandsschef Wolfgang Pföhler über Rationalisierung und Hierarchien im Krankenhaus und den Klinikarzt der Zukunft. Der Spiegel, Nr. 41 v. 9.10.2006: 216-218

Pöhler, W. (1970): Der Soziale Konflikt als Hauptaspekt industriesoziologischer Forschung. Antrittsvorlesung (Manuskript). Dortmund

Rühmkorf, D. (2006): Kollektives Säbelrasseln. Der außerordentliche Ärztetag. Dr. med. Mabuse. Zeitschrift für alle Gesundheitsberufe, Nr. 164, November/Dezember 2006: 14

Sauer, D. (2005): Arbeit im Übergang. Zeitdiagnosen. Hamburg: VSA

Scholz, D.; Glawe, H.; Martens, H.; Paust-Lassen, P.; Peter, G.; Reitzig, J. Wolf, F.O. (2006): Turnaround. Streiten für eine neue Politik der Arbeit. Münster: Westfälisches Dampfboot

Schröder, W.; Weßels, B. (Hg.) (2003): Die Gewerkschaften in Politik und Gesellschaft der Bundesrepublik Deutschland. Ein Handbuch. Wiesbaden: Westdeutscher Verlag

Spengler, H. (2005): Einkommen und Arbeitszeiten junger Klinikärzte in Deutschland. DIW-Wochenbericht 34/2005: 489-494

Spengler, H. (2006): Neue Evidenz zur beruflichen Situation von Klinikärzten in Deutschland (unveröff. Manuskript)

Spengler, H.; Jámbor, C. (2006): 20 Punkte, die bei den Tarifverhandlungen über Ärztegehälter zu beachten sind. DIW-Research Notes 16. Berlin

Ver.di, Fachbereich 03 Tarifkoordination (2007): Vergleichsübersicht zu den Abschlüssen im VKA-Bereich ver.di und Marburger Bund vom August 2006. Berlin

Wagner-Fallasch, E. (2006): Blick über den Tellerrand statt Tarifkonkurrenz. Express 9-10/2006: 2-3

Wölk, A. (2006): Der verquere Streik. Ärzte gehen auf die Straße, weil sie mehr Geld fordern. Viele sind unzufrieden mit den Verhältnissen in ihren Kliniken. Aber ob Tarifrunden der richtige Ort sind, das auszufechten, bleibt fraglich. WAZ v. 12.8.2006

Wolf, F. O. (2001): Netzwerkpolitik und neue Formen zivilgesellschaftlicher Subjektivität. In: H. Martens; G. Peter; F.O. Wolf (Hg.): Zwischen Selbstbestimmung und Selbstausbeutung. Gesellschaftlicher Umbruch und neue Arbeit. Frankfurt a.M./New York: Campus, 130-151

Wolf, F. O. (2002): Primäre Wissenschaftspolitik. Berlin (Manuskript)

Leonhard Hajen

Gesundheitsdienstleistungen: Lokal produziert – national und europäisch reguliert

1 Europäische Union als Projekt des gemeinsamen Binnenmarktes

Dieser Aufsatz untersucht die Hypothese, dass Finanzierung und Organisation der Gesundheitssysteme innerhalb der Europäischen Union im Wesentlichen national gestaltet werden und dies auch auf lange Zeit so bleiben wird. Die Europäische Union bekennt sich in ihren Zielen zu der »Sozialen Dimension«, aber in den Europäischen Verträgen fehlen die dazu passenden Instrumente. Sozialpolitik und damit auch Gesundheitspolitik ist Umverteilung, der Haushalt der EU ist aber nicht größer als knapp über ein Prozent des Bruttonationaleinkommens aller Mitgliedsländer, pro Bürger entspricht das einer Summe von 240 € , also ein viel zu kurzer Hebel, um die Verteilung der Einkommen zu beeinflussen (Kommission 2005). Die Freiheiten des Binnenmarktes und die gemeinsame Währung sind heute der Kern der europäischen Einigung, alles andere sind Visionen zur künftigen Entwicklung der Union, die unter den Mitgliedsländern hoch umstritten sind, sobald sie konkret formuliert werden. Der Integrationsprozess wird aber nicht auf Marktfreiheiten zu beschränken sein, wenn er von den Bürgern Europas unterstützt werden soll, sondern die von den Märkten geforderte Flexibilität, Schumpeter spricht von der »zerstörerischen Kraft« des Wettbewerbs als Motor der Innovation, muss ein Gegengewicht in der Fähigkeit des Staates haben, den Bürgern soziale Sicherheit zu vermitteln und sie vor Risiken des Marktes zu schützen, die sie aus eigener Kraft nicht bewältigen können.

Globalisierung und der europäische Binnenmarkt werden häufig als Bedrohung gesehen, dass der nationale Staat diese sozialen Aufgaben nicht mehr wahrnehmen kann. Deshalb ist die »Soziale Dimension« der Europäischen Union so wichtig, weil es ohne sie mangels politischer Unterstützung auf Dauer auch keine weitere wirtschaftliche Integration geben kann. Ein »Europäisches Sozialmodell« ist in den Europäischen Verträgen nicht ausformuliert, sondern es definiert sich über die unterschiedlichen Sozialstaatsmodelle in den Mitgliedsländern, die von vergleichbaren Werten gekennzeichnet sind, aber doch sehr unterschiedliche Wege der Zielerreichung gehen (Giddens 2006: 20ff; Kaelble 2004: 31ff). Das reicht im Bereich der Gesundheitspolitik von beitragsfinanzierten Sozialversicherungsmodellen (die sechs Gründungsstaaten der Europäischen Wirtschaftsgemeinschaft) bis zu steuerfinanzierter Gesundheitsversorgung (Großbritannien, Irland, skandinavische Staaten) und einer Vielzahl von Mischformen, die aber alle durch einen starken Einfluss des Staates gekennzeichnet sind (Erweiterung der Union nach Süden und Osten). Im nächsten Abschnitt wird deshalb untersucht, welche Konsequenzen die Binnenmarktfreiheiten der Verträge von Maastricht und Amsterdam auf den Gesundheitssektor haben (Amsterdamer Vertrag vom 2.10.1997). Danach ist zu klären, wie die gesundheitspolitischen Kompetenzen zwischen der Europäischen Union und den Mitgliedsländern verteilt sind, wobei die Frage im Mittelpunkt steht, ob es einen Einfluss auf das Gesundheits*system*, also die Organisation und insbesondere Finanzierung der Leistungen im Krankheitsfall gibt.

Die Europäische Union wird in dieser Arbeit als eine supranationale Institution begriffen, die in einer globalisierten Welt für Teilbereiche eine Regulierungskompetenz erhalten hat, die auf europäischer Ebene besser gelöst werden können, oder die einzelne Nationalstaaten alleine nicht mehr wahrnehmen könnten, beispielsweise die Verteidigung einer nationalen Währung gegen internationale Spekulation. Die Handlungsmöglichkeiten nationaler Regierungen werden durch den Prozess der Globalisierung und der europäischen Integration begrenzt, aber nicht auf Null zurückgeführt. Umgekehrt bietet der nationale Einfluss auf europäische Politik auch die Möglichkeit, eigene Ziele wirksamer durchsetzen, beispielsweise bei der Bekämpfung grenzüberschreitender Risiken, wobei ansteckende Krankheiten nur ein Beispiel sind. Die Europäische Union ermöglicht damit Re-Regulierungen in einer globalisierten Welt, die einzelne Nationalstaaten nicht mehr haben. Die Europäisierung von Märkten ist Teil eines Gesamtprozesses der Globalisierung, also der weltweiten Öffnung der Waren-, Dienstleistungs-, Arbeits- und Kapitalmärkte. Auch das ist kein linearer Prozess der Verflechtung, sondern neben der globalen Integration vollzieht sich gleichzeitig ein Prozess, in dem die lokalen Märkte wichtiger werden, was insbesondere für Gesundheitsdienstleistungen gilt.

2 Bedeutungszuwachs lokaler Dienstleistungsproduktion

Grenzüberschreitender Handel und Wanderung von Arbeitskräften sind historisch betrachtet nichts Neues (Hirst/Thompson 1996: 18ff). Die besondere Qualität der Globalisierung der Weltwirtschaft heute ist das

höhere Ausmaß der ökonomischen Verflechtungen. Aus der veränderten Quantität erwächst auch eine neue Qualität, die vier wesentliche Ursachen hat:
- Der Anteil der Transportkosten an den Gesamtkosten aufgrund neuer Transporttechnologien (Container!) spielt nur noch eine untergeordnete Rolle.
- Informationstechnologien relativieren die Bedeutung von Zeit und Raum.
- Weltweit sind Zölle und Handelsbeschränkungen abgebaut worden.
- Der »Eiserne Vorhang« als undurchdringliche Grenze ist gefallen.

Heute sind nicht nur die Märkte für Waren und Dienstleistungen international, sondern auch die Mobilität der Produktionsfaktoren ist größer geworden. Es gibt eine legale und illegale Einwanderung in die ökonomisch entwickelten Länder. Gleichzeitig sind die Möglichkeiten für Unternehmen viel größer geworden, ihre Standorte weltweit dort zu wählen, wo die geringsten Produktionskosten und die niedrigsten Abgabebelastungen sind. Ihre Produkte sind heute fast ohne Einschränkung weltweit handelbar, ihre Investitionen sind in viel größerem Maße als je zuvor gegen politische Risiken geschützt, so dass eine bisher nicht gekannte Standortmobilität existiert. Das verringert gleichzeitig die nationale Steuerungsfähigkeit, weil die Unternehmen bei zu hoher Regulierung oder Besteuerung die »Exit-Option« wählen können.

Völlig veränderte Dimensionen haben heute allerdings die Finanzmärkte: Das Volumen und die Formen der internationalen Finanztransaktionen haben sich von Warengeschäften fast vollständig gelöst. Investmentgesellschaften und Pensionsfonds beherrschen die Kapitalmärkte und sind weltweit auf der Suche nach einer rentierlichen Anlage. Es wird bezweifelt, ob selbst mächtige, nationale Zentralbanken oder internationale Institutionen wie der Weltwährungsfonds noch in der Lage sind, Krisen auf den Finanzmärkten zu beherrschen und zu verhindern, dass sie auf die Waren- und Arbeitsmärkte durchschlagen (Frenkel/Menkhoff 2000: 3ff). Märkte sind weltweit geöffnet, der europäische Binnenmarkt ist insofern Teil eines umfassenderen Prozesses. Mit der Osterweiterung sind die Probleme ungleicher Einkommen und Lohndifferenzen, die Ursachen für Standortverlagerung und Arbeitskraftwanderung sind, nun auch eine EU-interne Herausforderung: Die Länder im Osten hatten in 2002 ein Einkommen gemessen im Bruttoinlandsprodukt pro Kopf bereinigt um die Kaufkraft von weniger als der Hälfte des EU-Durchschnitts, z.B. Polen 46%, Lettland 37%; die reichen Mitgliedsländer im Westen und Norden erreichen zum Teil Werte weit über dem Durchschnitt, z.B. Dänemark 122%, Deutschland 108%, Irland 133%, Vereinigtes Königreich 116% (Eurostat 2006). Die Billiglohnländer, die bisher im Fernen Osten verortet wurden, sind nun in der Reichweite eines LKW.

Kennzeichen der Globalisierung ist, dass der internationale Handel schneller wächst als das Weltsozialprodukt, die Verflechtung der nationalen Ökonomien also zunimmt. Gleichzeitig sinkt aber der Anteil der Konsumausgaben, die für international gehandelte Güter ausgegeben werden. Die Bedeutung von lokal produzierten und konsumierten Gütern hingegen steigt. Dieses Paradox der Gleichzeitigkeit von Globalisierung und Lokalisierung erklärt sich aus der Art der Güter, die international gehandelt werden. Das sind überwiegend Güter wie Fernsehapparate oder Automobile, die immer produktiver hergestellt werden und die im Vergleich zum erzielten Einkommen im Wert sinken. Zwar werden auch Dienstleistungen international gehandelt, beispielsweise die Leistung einer Werbeagentur oder eines Softwarehauses, aber ihre Bedeutung ist insbesondere bei personenbezogenen Dienstleistungen geringer, weil das Hauptkennzeichen einer Dienstleistung ist, dass sie nicht lager- und transportfähig ist, sondern im Augenblick der Produktion konsumiert wird. Produzent und Konsument müssen sich am gleichen Ort befinden, deshalb steigt wertmäßig der Anteil der lokalen Produktion, obwohl das internationale Handelsvolumen ebenfalls zunimmt. Der Anteil der Dienstleistungen und Mieten an den Konsumausgaben der privaten Haushalte sind viel bedeutender als die Ausgaben für dauerhafte Konsumgüter in der Form importierter Produkte (Turner 2001: 51ff). Wir gehen häufiger zum Friseur als zum Händler, um einen Fernseher zu kaufen. Der Friseur muss aber den Kopf vor sich haben, den er frisieren soll. Umgekehrt gilt auch, dass niemand zum Haareschneiden nach Prag fährt, auch wenn es dort viel billiger ist. Die spannende Frage innerhalb der europäischen Union ist, was hält den Friseur in Prag, wenn er in Hamburg viel mehr verdienen kann? In dieser simplen Überlegung sind alle Probleme enthalten, die auch für Gesundheitsmärkte relevant sind: Die Höhe des Einkommens ist offensichtlich nicht der einzige Grund, der den Ort der Niederlassung bestimmt, sondern von der Muttersprache über die Liebe zu Familie und Heimatstadt bis zur Anerkennung von Qualifikationsnachweisen gehen wesentliche Einflüsse aus.

Der Gesundheitssektor umschließt verschiedene Teilmärkte, die im Unterschied zu Märkten für private Güter in den Mitgliedsländern der Europäischen Union durch ein hohes Maß an staatlicher Regulierung geprägt sind, aber doch Märkte sind, weil eine Leistung erstellt und verkauft wird. In der Regel werden Produkte und Dienstleistungen nicht an den Konsumenten oder Patienten verkauft, sondern an intermediäre Dritte wie Krankenkassen oder staatliche Gesundheitsdienste, aber es sind doch Waren, die einen Bedarf befriedigen und durch deren Produktion Einkommen erzeugt und verteilt wird. Typische Warenmärkte sind der Arzneimittelmarkt oder der Markt für medizinische Geräte und Heilmittel, personenbezogene Dienstleistungen sind alle Tätigkeiten von Ärzten, Pflegekräften oder anderen Gesundheitsberufen, die, gleichgültig ob angestellt oder selbständig, einen Arbeitsmarkt bilden. Schließlich sind Investitionen in Krankenhäuser und Geräte zu finanzieren, die ebenso wie Versicherungsleistungen je nach dem, wie sie reguliert sind, Teil eines Finanzmarktes sind, der rentierliche Anlagen sucht. Die verschiedenen Teilmärkte sind daraufhin zu bewerten, ob es sich um lokale Produktionen handelt, die der Tendenz zur Internationalisierung der Produktion in der oben beschriebenen Weise weitgehend entzogen sind, aber doch den Regeln des Binnenmarktes unterliegen, oder ob es sich im Sinne um Warenmärkte handelt, die sich nicht wesentlich von anderen privaten Märkten unterscheiden und der Freiheit des Binnenmarktes unterliegen (Amsterdamer Vertrag: Art. 23-31, Art. 39-60 EGV).

3 Europäische Regulierung des Binnenmarktes

3.1 Freiheit der Warenmärkte

Medizinische Geräte und Arzneimittel sind die wichtigsten Waren im Gesundheitssektor, die international gehandelt werden. Sie sind zwar in Bezug auf Preis und Qualität sehr stark nationalstaatlich reguliert, werfen aber im Prinzip keine besonderen Probleme im Hinblick auf die Binnenmarktfreiheiten auf. Die Unternehmen haben ein starkes Interesse, technische Standards, Zulassungsverfahren und Qualitätsanforderungen zu vereinheitlichen, um innerhalb der EU ohne zusätzlichen Aufwand anbieten zu können. Die Mitgliedsländer können zur Sicherung der Gesundheit besondere Anforderungen formulieren, aber sie dürfen niemals gegenüber dem Herstellerland oder der Staatsbürgerschaft diskriminieren. Dieser Grundsatz ist der Kern der Binnenmarktfreiheit. Bei Arzneimitteln gibt es die Möglichkeit, eine Zulassung nach nationalem Recht zu erlangen und auf einem anderen Markt innerhalb der EU dort nach einem vereinfachten Verfahren zugelassen zu werden, oder aber von Beginn an ein Medikament nach europäischem Recht zuzulassen, was aufwendiger ist, aber damit auch einen unbeschränkten Marktzugang auf allen EU-Märkten ermöglicht.

3.2 Besonderheiten der Gesundheitsdienstleistungen

Anders hingegen medizinische Dienstleistungen in ambulanter oder stationärer Form: Sie erfordern, dass der Produzent (Arzt oder Pflegekraft) und der Patient am gleichen Ort sind. Neue Perspektiven mögen sich durch die Entwicklung der Telemedizin ergeben, wo Untersuchung und Befundung räumlich getrennt sein können. Im Zusammenhang mit den von der EU geförderten Referenzzentren für schwere Erkrankungen können sich daraus neue Perspektive ergeben, wenn eine lokale Klinik beispielsweise ein Röntgenbild an die Experten in einer ausländischen Klinik schickt. Aber in der Regel ist Behandlung und Pflege eine lokale Produktion. Die nationalen Gesundheitsmärkte waren und sind dadurch weitgehend voneinander abgeschottet, was einerseits auf das Verhalten der Patienten zurückzuführen ist, andererseits aber auch durch die nationalen Gesundheitsgesetze, die eine Inanspruchnahme von Leistungsanbietern in anderen Ländern der EU nur im Notfall vorsahen. Bis zur Reform des §140e SGB V im Herbst 2003 war es in Deutschland z.B. ausdrücklich verboten, ein anderes Land zum Zweck der Krankenbehandlung aufzusuchen, es sei denn, die gesetzliche Krankenkasse hat vorher eingewilligt, die Kosten zu übernehmen. Der Europäische Gerichtshof hat beginnend Ende der neunziger Jahre in verschiedenen Urteilen diese Rechtspraxis als unvereinbar mit der Freiheit des Dienstleistungsverkehrs im Binnenmarkt gekennzeichnet und damit die Rechte der Patienten gestärkt, einen Leistungsanbieter auch im EU-Ausland zu wählen (Europäischer Gerichtshof 1998, 2001, 2003). Dabei hat er allerdings bezüglich einer stationären Behandlung den Grundsatz der Wahlfreiheit eingeschränkt, weil Krankenhäuser erhebliche Investitionen und Vorhaltekosten erfordern, so dass auf die finanzielle Stabilität der nationalen Versorgungssysteme Rücksicht zu nehmen ist. Eine Behandlung im Ausland darf auch nicht willkürlich verweigert werden, sondern nur, wenn ein qualitativ vergleichbares Angebot in angemessener Wartezeit im Inland möglich ist. Das sind unbestimmte Rechtsbegriffe, so dass es nicht verwundern kann, dass sie wiederum zu einer Rechtssprechung des EuGH führen. Im Frühjahr 2006 wird das Urteil zu der Klage einer Patientin erwartet, die lange Wartezeiten für eine Hüftoperation nicht hinnehmen wollte und von ihrer nationalen Krankenkasse die Übernahme der Behandlungskosten im Ausland einklagt. Die Stellungnahme des Generalstaatsanwaltes gibt ihr Recht (Rechtssache Yvonne Watts Az. C-372/04). Wenn der EuGH entsprechend urteilt, ist dies ein weiterer Meilenstein zu einem europäischen Gesundheitsmarkt, in dem die EU-Bürger wählen, in welchem Mitgliedsland sie eine Dienstleistung in Anspruch nehmen.

Tatsächlich wird die grenzüberschreitende Behandlung keine große Rolle spielen. Bisher entfallen weniger als ein halbes Prozent aller Ausgaben der gesetzlichen Krankenversicherung in Deutschland auf

Leistungen im Ausland: Im Jahr 2004 waren es 0,4 % der gesamten Leistungsausgaben, pro Mitglied lediglich 10,63 € bei Gesamtausgaben von 2 649 € (BMG 2005). Darin sind sowohl ambulante als auch stationäre Leistungen enthalten, Notfälle und genehmigte Behandlungen. Die Größenordnung ist weit davon entfernt, die finanzielle Stabilität oder auch nur Planbarkeit der Ausgaben der Krankenkassen zu gefährden. Stationäre Behandlungen werden ohnehin einzelfallbezogen abgerechnet, so dass die sonst anfallenden Kosten im Inland gespart werden. Ambulante ärztliche Leistungen werden in Deutschland mit den Kassenärztlichen Vereinigungen pauschal abrechneten, so dass man die ambulanten Budgets um die Ausgaben der Auslandsbehandlung bereinigen müsste, um eine Doppelbezahlung von Leistungen auszuschließen. Die Rechtssprechung des EuGH hat den finanziellen Auswirkungen auch insoweit Rechnung getragen, als die nationale Krankenkasse nur die Kosten erstatten muss, die im Inland angefallen wären und auch nur für die Leistungen, die dem inländischen Regelkatalog entsprechen. Damit ist gleichzeitig die faktische Inanspruchnahme begrenzt, insbesondere wenn ein Patient aus einem Mitgliedsland mit niedrigerem Einkommens- und Kostenniveau Leistungen in einem Land mit höherem Niveau in Anspruch nehmen will, weil die die Differenz der Behandlungskosten aus der eigenen Tasche bezahlt werden muss. Eine höhere Patientenmobilität aus dem Ausland nach Deutschland ist also bestenfalls aus Ländern mit Wartelisten zu erwarten, die auch ein hohes Preisniveau für medizinische Leistungen haben, also die Niederlande oder die skandinavischen Staaten. Für britische Patienten oder Versicherte aus mittel-osteuropäischen Mitgliedsländern dürften die erforderlichen Zuzahlungen im hohen Maße prohibitiv wirken.

Die Dienstleistungsfreiheit wird aber auch deshalb zu keinen großen Patientenströmen innerhalb Europas führen, weil aufgrund der Besonderheiten der Arzt-Patient-Beziehung die gemeinsame Sprache und Kultur eine wichtige Rolle spielt. Anders kann das in Grenzregionen sein, wo die Inanspruchnahme von Leistungen jenseits der Grenze mit kürzeren Wegen verbunden sein kann (Schaub 2001: 79ff). Gerade an der Grenze zu den Benelux-Staaten und Österreich gibt es eine Reihe von Beispielen für grenzüberschreitende Verträge mit ausländischen Leistungserbringern auf der Basis des Sachleistungsprinzips, so dass hier der Binnenmarkt für die Patienten konkret erfahren wird. Die elektronische Gesundheitskarte, die europaweit eingeführt werden soll, spart lediglich gesonderte Formulare, aber sie schafft keine neuen Leistungsansprüche.

Als ein bedeutsames Feld für die Dienstleistungsfreiheit im Gesundheitssektor könnte sich die Zahnprothetik entwickeln, wenn deutsche

Gesundheitsdienstleistungen

Zahnärzte die Laborleistungen im Ausland billiger einkaufen und mit der nationalen Krankenkasse abrechnen. Wegen der hohen Zuzahlungen für die Versicherten gibt es hier ein zusätzliches Interesse, eine qualitativ hochwertige Versorgung zu günstigen Preisen zu erhalten. Häufig werden auch Kuren als ein Bereich genannt, wo die Binnenmarktfreiheiten zu einer vermehrten Inanspruchnahme ausländischer Kliniken durch deutsche Patienten führen könnten. Kuren in Osteuropa dürften im Schnitt mindestens ein Drittel billiger sein, aber auch hier gilt, dass selbst bei vergleichbarer Qualität kranke Menschen wenig Bereitschaft haben, in eine fremde Umgebung zu gehen. Zudem wird der Aufwand für stationäre Heilkuren eher sinken, weil mehr Gewicht auf eine ambulante Rehabilitation im Anschluss an eine Akutbehandlung gelegt wird. Wenn bei Kuren aus der Sicht der osteuropäischen Anbieter Entwicklungschancen liegen, dann eher im Bereich gesundheitsfördernder Wellness-Angebote, die nicht zum Leistungsbereich der gesetzlichen Krankenkassen gehören, aber angesichts einer wachsenden Zahl von Senioren, die auch über die entsprechende Zahlungsfähigkeit verfügen, stärker nachgefragt werden.

Die Rechtssprechung des EuGH hat eindeutig die Möglichkeiten der Patienten gestärkt, innerhalb der Europäischen Union frei zu wählen. Der Konflikt mit den kollektivrechtlichen Regelungen der Sozialgesetzgebung ist lösbar, aber insgesamt ist nicht zu erwarten, dass es zu großen Patientenbewegungen zwischen den Mitgliedsländern kommt. Bisher haben überhaupt erst fünf Mitgliedsländer, darunter seit dem Januar 2004 mit dem GKV-Modernisierungsgesetz Deutschland, ihr nationales Recht den Urteilen des EuGH angepasst (Spielberg 2006). Soweit es sich um Leistungen handelt, die von den deutschen Krankenkassen bezahlt werden, müssen diese vergleichbare, wenn auch nicht identische Qualitätsstandards wie im Inland aufweisen. Die vermehrte Inanspruchnahme von Dienstleistungen aus dem EU-Ausland zeigt aber auch, dass es einen Bedarf für eine Dienstleistungsrichtlinie der Europäischen Union gibt, die die Rechte der Verbraucher und die Haftung im Schadensfall so regelt, dass es vergleichbare Standards gibt (Kommission 2004a). Gerade das würde die von der EU-Kommission bisher vorgelegte Dienstleistungsrichtlinie, die von vielen Mitgliedsländern und dem Europäischen Parlament in dieser Form abgelehnt wird, gerade nicht leisten, denn das Herkunftslandprinzip würde festschreiben, so dass der Verbraucher sich im Zweifelsfall mit 26 nationalen Einzelregelungen konfrontiert sieht und das Gegenteil von Transparenz eintritt.

3.3 Mobilität auf Arbeitsmärkten für Ärzte

Bezogen auf die Freiheit des Personenverkehrs gilt in der Europäischen Union, dass jeder Bürger der Union seinen Wohnsitz in jedem Mitgliedsland wählen kann und er das Recht hat, dort einer Arbeit nachzugehen oder ein Gewerbe auszuüben. Auf die größere Mobilität der Personen hat das Sozialrecht reagiert, indem die Pflicht und das Recht eingeführt wurde, bei dauerndem Aufenthalt in das nationale Sicherungssystem aufgenommen zu werden, bei vorübergehendem Aufenthalt wurde sichergestellt, dass die Ansprüche »portabel« sind, also im Heimatland angerechnet werden; es gilt aber das strikte Territorialprinzip, d.h. das Recht des Landes des Aufenthaltes, das aber nicht gegen die Staatsbürgerschaft diskriminieren darf. Von besonderer Bedeutung für unsere Fragestellung ist, wie sich die formale Freiheit der Niederlassung auf dem Arbeitsmarkt für Ärzte auswirkt, wobei die Argumente im Prinzip auf andere Heilberufe übertragbar sind, die empirische Basis für Zukunftsprognosen aber noch schlechter als bei Medizinern ist.

Durch die öffentlichkeitswirksamen Aktionen der Krankenhausärzte im letzten Jahr, die eine Umsetzung der europäischen Richtlinie zu den Bereitschaftsdiensten in nationales Recht forderten, ist vielen Menschen überhaupt erst bewusst geworden, dass die Rahmenbedingungen des Arbeitsmarktes, allerdings nicht der Inhalt individueller oder kollektiver Verträge über Entgelte und Wochenarbeitszeit, Gegenstand der europäischen Regulierung sind. Gerade die Kostenwirksamkeit einer vollständigen Anerkennung der Bereitschaftsdienste als zu bezahlende Arbeitszeit hat den heftigen Widerstand der Krankenhäuser hervorgerufen, der immerhin bewirkt hat, dass die bereits 1993 beschlossene Richtlinie bis heute nicht umgesetzt ist, bzw. das Inkrafttreten ein weiteres Mal um ein Jahr auf 2007 verschoben wurde. Verbunden mit Tarifforderungen der Krankenhausärzte ist es zu Beginn des Jahres 2006 zu einer Diskussion in der Öffentlichkeit über die Einkommen der Ärzte in Krankenhäusern und als Niedergelassene gekommen. Die Abwanderung von Ärzten in andere Mitgliedsländer der EU, in die USA und nach Norwegen wurde auch damit begründet, dass dort mehr verdient wird als in Deutschland. Im Hinblick auf die Altersstruktur der Ärzte und der Tatsache, dass es insbesondere in Ostdeutschland unbesetzte Stellen und Praxen gibt, wurde ein drohender Ärztemangel beschworen.

Die Mobilität der Arbeitskräfte innerhalb der Europäischen Union ist gewollt und wird durch gegenseitige Anerkennung von Qualifikationsnachweisen ausdrücklich gefördert. Das schließt nicht aus, dass die Mitgliedsländer besondere Anforderungen an die Niederlassung oder

Berufsausübung stellen, bei einem Arzt z.B. die Kenntnis der Nationalsprache oder die Zulassung durch die Kassenärztlichen Vereinigungen nach der regionalen Bedarfslage, aber die Regeln dürfen niemanden aufgrund seiner Staatsbürgerschaft diskriminieren. Angebot und Nachfrage auf dem Arbeitsmarkt hängt nun von sehr vielen Faktoren ab. Die Nachfrage wird durch die Größe der Bevölkerung und ihre Morbidität, aber auch durch die Versorgungsstrukturen und die Entwicklung des medizinischen Fortschritts bestimmt. Nicht zuletzt kommt es darauf an, wie die regionale Verteilung der Ärzte gesteuert wird.

Aktuell besteht bezogen auf Gesamtdeutschland kein Ärztemangel, sondern eine Überversorgung in den Ballungszentren und möglicherweise eine Unterversorgung in der Fläche. Auch dort sind die Relationen von Arzt zu Patient im internationalen Vergleich oder zu den Verhältnissen von vor zwanzig Jahren nicht katastrophal, aber was eine angemessene Versorgung ist, bleibt auch unter Fachleuten hoch streitig (OECD 2005: 39). Abwanderung in andere Länder ist nicht nur durch höhere Einkommen motiviert, sondern es sind auch die Arbeitsbedingungen wie Arbeitszeiten, weniger hierarchische Organisationsstrukturen oder bessere Forschungsbedingungen. Umgekehrt bindet die gemeinsame Sprache und Kultur oder die Familiensituation an das Heimatland, selbst wenn die Einkommenschancen im Ausland viel höher sind.

Per Saldo sind in den letzten Jahren deutlich mehr Ärzte nach Deutschland eingewandert als ausgewandert: 17991 ausländische Ärzte kamen nach Deutschland, 12000 praktizierten im Ausland (Kassenärztliche Bundesvereinigung 2005). Selbst wenn es künftig einen manifesten Ärztemangel in Deutschland geben sollte, ist bei einem offenen Arbeitsmarkt mit einer Zuwanderung aus mittel- und osteuropäischen Mitgliedsländern zu rechnen, die ein deutliches Einkommensgefälle zu dem Rest der EU aufweisen. Eine befriedigende Lösung kann das nicht sein, denn in einem gemeinsamen Europa sollte kein Land seine Probleme zu Lasten des Nachbarn lösen. Aber diese Entwicklung entspricht der Logik des Binnenmarktes. Sie kann aus der Perspektive Deutschlands dazu beitragen, eine restriktivere Praxis der Niederlassung in Ballungsgebieten zu vermeiden, aber sie wird auch Druck auf die mittel- und osteuropäischen Länder ausüben, ihre Ärzte besser zu bezahlen.

Angesichts der Mittelposition, die Deutschland im internationalen Einkommensvergleich hat (vergleiche Graphik), ist daraus keine eindeutige Tendenz abzuleiten, weil es sowohl Zu- als auch Abwanderung geben wird. Die Einkommensdaten für Ärzte sind im internationalen Vergleich auch sehr kritisch zu bewerten, weil nicht immer klar ist, welche Ärztegruppe erfasst ist, ob alle dem Arzt zufließenden Einkommen enthalten sind, also Einkommen aus gesetzlicher Leistungserbringung und Privathonorare.

Durchschnittliche Jahreseinkommen von Hausärzten in $ KKP

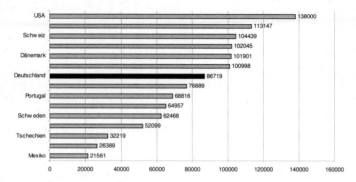

Quelle: OECD (2005) Health at a Glance 2005, Paris. Letztes verfügbares Jahr; je nach Gesundheitssystem angestellte oder selbständige/freiberuflich tätige Ärzte

Insofern ist die Darstellung der OECD noch relativ klar, weil sie sich nur auf Hausärzte bezieht und das Einkommen in Kaufkraftparitäten umrechnet, aber trotzdem bleiben viele andere Rahmenbedingungen unberücksichtigt. So werden in Deutschland die Kosten des Studiums (immerhin rund 150 000 €) vom Steuerzahler getragen, der Arzt in den USA muss sein Studium selber finanzieren. Er hat durch das andere Haftungsrecht auch sehr viel höhere Versicherungskosten zu tragen und schließlich machen die Unterschiede in der persönlichen Besteuerung den Vergleich schwer, was »unter dem Strich« für den Arzt zur persönlichen Verfügung bleibt. Am unteren Ende der Einkommensskala sind mit Tschechien und Ungarn nur zwei mittel- und osteuropäische Länder erfasst. Nicht nur hier ist es fast unmöglich, das tatsächliche Einkommen der Ärzte zu erfassen, weil in einigen Gesundheitssystemen Patienten den Ärzten »Geldzahlungen im Briefumschlag« geben, damit sie überhaupt Zugang zu einer angemessenen Versorgung erhalten. Die WHO schätzt für Polen, dass die illegalen Einkommen die Einkünfte aus der offiziellen Bezahlung verdoppeln, aber das ist außerordentlich schwer zu belegen, weil darüber naturgemäß keine Statistik geführt werden kann (European Observatory 1999: 17f). In der Größenordnung dürfte es aber auch die Verhältnisse in anderen mittel- und osteuropäischen Ländern widerspiegeln, so dass sich das Einkommensdifferential zu den alten EU-Mitgliedsländern verringert.

3.4 Veränderungsdruck durch Finanzmärkte und Haushaltsdefizite

Die Finanzmärkte werden insbesondere dann bedeutsam, wenn die Sicherung gegen das Risiko von Krankheit nicht mehr durch gesetzliche Regulierung erfolgt, sei es in der Form von Sozialversicherung oder eines staatlichen Gesundheitsdienstes, sondern teilweise oder ganz über private Versicherungen. Aus der Sicht der Versicherungswirtschaft ist das ein attraktiver Markt mit Wachstumschancen, aber auch für die Interessenvertretung von Ärzten wird das als ein Ausweg aus der Begrenzung durch gedeckelte Budgets gesehen, der der eigenen Gruppe zusätzliche Einkommensmöglichkeiten verschaffen kann. Ärzteorganisationen und private Versicherungen sind starke Interessengruppen, die unter der Überschrift einer größeren Eigenverantwortung für die Versicherten versuchen, die europäische Gesundheitspolitik zu beeinflussen, damit der Anteil privat zu versichernden Leistungen wächst. Die deutsche Festbetragsegelung in der Zahnversorgung zeigt, wohin das führt: Privathonorare und Belastung der Versicherten nehmen zu, ohne dass eine bessere Versorgung damit verbunden ist.

Die gesetzlichen Krankenkassen sind nach ständiger Rechtssprechung des Europäischen Gerichtshofes den Binnenmarktfreiheiten nicht unterworfen, weil sie keine Unternehmen sind, sondern einen politischen Auftrag erfüllen. Nicht sie, sondern im Wesentlichen der Gesetzgeber bestimmt Mitgliedschaft und Leistungsvolumen. Die Beiträge sind keine individuellen, risikoäquivalenten Preise, sondern einkommensbezogene Abgaben und die Leistungen erfolgen nach dem Bedarfsprinzip. Geht man von diesen Grundprinzipien ab und nähert sich dem Äquivalenzprinzip der privaten Versicherung, dürfte auch die Anwendung der Binnenmarktfreiheiten nicht in Frage stehen.

Geräte- und Pharmaindustrie sind in der Hand privater Anleger und unterliegen damit der Regulierung oder Nicht-Regulierung privaten Anlagekapitals wie jede andere Investition. Ein wachsender Markt ist aber auch die Privatisierung von Krankenhäusern, die bisher in Europa überwiegend im Eigentum staatlicher, kommunaler oder gemeinnütziger Träger sind. Aus den unterschiedlichsten Gründen, nicht zuletzt durch die restriktiven Verschuldungskriterien des Vertrages von Maastricht, sind die öffentlichen Krankenhausträger immer weniger in der Lage oder auch bereit, Betriebsdefizite der Krankenhäuser zu finanzieren. Dabei ist ganz unstreitig, dass die Defizite der Sozialversicherungsträger Teil des Staatsdefizits sind, wenn Krankenhäuser unwirtschaftlich arbeiten und der kommunale Träger den laufenden Betrieb bezuschussen muss, erhöht das ebenfalls die Defizite der ohnehin schon hoch verschuldeten

Kommunen. Die Länder finanzieren aus ihren Haushalten die Krankenhausinvestitionen, was hinsichtlich der Obergrenze der Verschuldung nach Artikel 115 des Grundgesetzes neutral ist, weil den Krediten entsprechende Investitionen gegenüberstehen, aber es erhöht das Defizit nach dem Stabilitäts- und Wachstumspakt, so dass auch von dieser Staatsebene ein Interesse besteht, Krankenhäuser zu privatisieren. Die Krankenhausprivatisierungen werden also durch die Binnenmarktfreiheiten nicht beschleunigt oder gar verursacht, sondern hier dominieren die Auswirkungen des Stabilitäts- und Wachstumspaktes, bei dem Haushaltsdisziplin und Geldwertstabilität allen anderen Zielen übergeordnet werden. Gemessen an der Zahl der behandelten Fälle und der Zahl der Krankenhäuser dominieren auch weiterhin die Krankenhäuser in öffentlicher Trägerschaft, aber die Privatisierungen haben zugenommen, was die Wahrnehmung prägt (Strehl 2003: 113ff).

In der Vergangenheit konnte durch den Verkauf eines Krankenhauses auch noch eine willkommene Einnahme für den Haushalt erzielt werden. Private haben vor allem Krankenhäuser im Osten gekauft, wo für Neubau und Sanierung Sondermitteln eingeworben werden konnten. Diese Sondersituation gibt es nicht mehr, vielmehr sind viele kommunale Träger froh, wenn sie die finanzielle Verantwortung für ihre Krankenhäuser abgeben können, weil sie nicht bereit oder in der Lage sind, die Investitionsmittel aufzubringen, die für Modernisierung und Neubau nötig sind, um im Wettbewerb zu bestehen und eventuelle Zuschüsse in den Betriebshaushalt entfallen. Die Konkurrenz der Krankenhäuser untereinander ist aber durch das neue Entgeltsystem auf der Basis von Fallpauschalen, das spätestens 2008 flächendeckend eingeführt sein wird, sehr viel intensiver geworden. Krankenhäuser müssen fusionieren und kooperieren, um durch Spezialisierung Kostenvorteile zu erzielen, oder sie werden einzelne Abteilungen oder ganze Häuser schließen müssen. Private Investoren haben dabei Vorteile, weil sie Entscheidungen zentral durchsetzen können und damit das Konzept regionaler Portalkliniken leichter realisieren können. Ob diese Investoren Inländer oder Ausländer sind, macht wegen der Binnenmarktfreiheiten keinen Unterschied. Für beide gilt allerdings auch das nationale und europäische Wettbewerbsrecht, was eine marktbeherrschende Stellung, die bei einem Drittel Marktanteil gesehen wird, unterbinden will. Der Konflikt zwischen Marktbeherrschung und den Vorteilen der horizontalen und vertikalen Fusion ist nur schwer lösbar und könnte sich als die Achillesferse der Krankenhausprivatisierung erweisen.

4 Eigene Zuständigkeiten der Europäischen Union für Gesundheit

Europa hat mit dem Binnenmarkt einen gemeinsamen Wettbewerbsrahmen, in dem die nationale Gesundheitspolitik stattfindet. Über die Freiheit der Märkte soll eine Dynamik herbeigeführt werden, die zu einer größeren Integration führt. Bei optimistischer Betrachtung dieser Deregulierung zugunsten größerer Marktfreiheit führt die Dynamik des Marktes dazu, dass andere Bereiche wie der Sozialbereich ebenfalls zunehmend integriert werden müssen. Dabei gehen aber die Empfehlungen je nach wirtschafts- und ordungspolitischem Standort diametral auseinander. Marktliberale sehen die Notwendigkeit einer weitergehenden Deregulierung auch im Bereich der sozialen Sicherung. Die Anhänger eines »Sozialen Europas« fordern eine Re-Regulierung auf europäischer Ebene, weil nach ihrer Auffassung Europa scheitert, wenn es lediglich Marktfreiheiten garantiert und nicht auch für politische Akzeptanz und Legitimation sorgt (Offe 2005: 189ff).

Dahinter stehen sehr unterschiedliche Vorstellungen über die Finalität Europas, also die Frage, ob es zumindest für lange Zeit ein Zusammenschluss von Nationalstaaten bleibt, oder die nationalstaatlichen Vorbilder auf einen föderalen Zusammenschluss Europas übertragen werden. Nach der Vertragslage, daran würde auch die eher unwahrscheinlich gewordene Verabschiedung einer Europäischen Verfassung nichts ändern, ist die Europäische Union ein Zusammenschluss von Nationalstaaten, die über den Ministerrat letztlich bestimmen, was in Europa gemeinsam gemacht wird. Dieses »Sowohl-als-auch«, also die Gleichzeitigkeit von nationaler und supra-nationaler Regulierung und eines Europas, das nicht in den Kategorien von Nationalstaaten gedacht werden sollte, indem es aus der Europäische Union einen Nationalstaat neuen Typs macht, ist angesichts der ökonomischen, sozialen und kulturellen Unterschiede in Europa ein angemessenes Programm für einen längeren Zeitraum (Beck/Grande 2004, 361ff).

Auf jeden Fall ist es die Realität und der Rahmen, in dem die Mitgliedsländer der EU ihre Gesundheitspolitik gestalten. Artikel 152 EGV räumt der EU nur sehr eng begrenzte Kompetenzen in der Gesundheitspolitik ein:
- Festlegung von Qualitätsstandards bei Organen und Substanzen menschlichen Ursprungs,
- Maßnahmen im Bereich des Veterinärwesens und des Pflanzenschutzes zu Schutz des Menschen,
- Fördermaßnahmen zum Schutz und zur Verbesserung der menschlichen Gesundheit, aber unter Ausschluss jeglicher Harmonisierung.

Die EU »ergänzt« die Gesundheitspolitik der Mitgliedsländer, sie kann sie koordinieren und sie kann kooperieren, aber Artikel 152 (5) EGV betont das Subsidiaritätsprinzip, also den Vorrang der nationalen Gesundheitspolitik, von dem nur abgewichen werden darf, wenn ein Problem auf der Ebene der Mitgliedsländer nicht lösbar ist und eine europäische Lösung einen »Mehrwert« verspricht. Ausdrücklich heißt es in dem Artikel, dass die Organisation und Finanzierung der Gesundheitssysteme eine nationale Aufgabe ist. Im Ergebnis bedeutet dies, dass die nationalen Gesetze nicht im Gegensatz zum europäischen Recht stehen dürfen, aber die wesentliche Frage der Gestaltung der Gesundheitssysteme die Aufgabe der Mitgliedsländer bleibt, über die keine europäische Institutionen entscheiden darf. Dies entspricht auch den tatsächlichen Verhältnissen: Gesundheitspolitik wird wesentlich über Ausgaben für die Gesundheitsversorgung gestaltet. Die Mitgliedsländer gaben dafür 2003 zwischen weniger als sechs Prozent (Slowakei) und mehr als elf Prozent (Deutschland) ihres Nationaleinkommens aus (European Commission 2005). Der gesamte Haushalt der Europäischen Union beträgt aber lediglich knapp über ein Prozent des europäischen Nationaleinkommens. Schon dieser geringe Prozentsatz ist unter den Mitgliedsländern hoch streitig, wie die Auseinandersetzungen um die Haushaltsperiode 2007 bis 2012 zeigen. Alle Überlegungen, der Europäischen Union eine stärkere Rolle in der Versorgung und Finanzierung zuzuweisen, sind deshalb illusionär.

Ernstzunehmender sind Befürchtungen, dass in dem Konflikt zwischen garantierten Binnenmarktfreiheiten und staatlicher Organisation und Finanzierung des Gesundheitssektors der Schluss gezogen wird, einen größeren Bereich künftig über den Markt bereitzustellen. In der Europäischen Kommission sind Tendenzen erkennbar, die die Rolle des Staates in der Gesundheitspolitik als »Stewardship« im Sinne der WHO (WHO 2000: 23ff) verstehen, also lediglich in der Verantwortung, dass politisch gesetzte Gesundheitsziele auch tatsächlich erreicht werden (Kommission 2004b: 8). Dazu gehören eine sozial gerechte Finanzierung, die die Risiken von Krankheit kollektiv absichert, ein fairer Zugang für alle Menschen zu Einrichtungen der Gesundheitsversorgung, aber auch ihre Quantität und Qualität und schließlich ein Eingehen auf die Bedürfnisse der Patienten. Der Staat hat also eine Pflicht, Organisation und Finanzierung der Gesundheitsversorgung aktiv zu gestalten und bei Fehlentwicklungen zu intervenieren, aber er soll ausdrücklich nicht selber als Leistungserbringer auftreten. Der Staat ist lediglich der mittelbare oder unmittelbare Käufer einer privat erstellten Leistung.

Diese Tendenz findet Unterstützung durch die Rechtsprechung des Europäischen Gerichtshofes, der wiederum in seinen Urteilen an die

Europäischen Verträge gebunden ist. Die sind aber durch eine deutliche »Schieflage« zugunsten der Binnenmarktfreiheiten gekennzeichnet, weil die wirtschaftlichen Rechte sehr genau normiert und damit bindend sind, wohingegen die sozialen Rechte in den Europäischen Verträgen in den generellen Regelungen im Sinne der Werte der Union enthalten sind, aber keine vergleichbare Konkretisierung wie die wirtschaftlichen Rechte erfahren. Das führt dazu, dass die Urteile des Europäischen Gerichtshofs sehr wohl den Integrationsprozess gefördert haben, teilweise wie bei den Patientenrechten sogar der Motor für eine größere Integration waren, aber gleichzeitig haben dadurch auch die individuellen Rechte ein stärkeres Gewicht gegenüber den kollektiven Regelungen bekommen, die aber kennzeichnend für die sozialstaatliche Steuerung des Gesundheitssektors sind. Das kann sich nur ändern, wenn in den Europäischen Verträgen oder in der längeren Frist in einer europäischen Verfassung mehr »positives Recht« geschaffen wird, also ein Prozess der Integration durch gemeinsame, europäische Regeln für den Gesundheitssektor. Die »Charta der sozialen Grundrechte«, die der Europäische Konvent in seinen Vorschlag für eine Europäische Verfassung aufgenommen hat, bilden dafür eine wichtige normative Grundlage (Schulte 2004: 90ff). Das mag sich in der gesetzlichen Konkretisierung erst als Aufgabe für die nächste Generation stellen, aktuell wird es notwendig sein, dass ein erreichtes Niveau des sozialen Schutzes, das in den einzelnen Mitgliedsländern unterschiedlich hoch ist, nicht durch die Regeln des Binnenmarktes in Frage zu stellen

Das Ziel der sozialen Kohäsion ist richtig, aber es sollte nicht zu dem Preis der Aufgabe hoher Standards erkauft werden, sondern als Ergebnis einer ökonomischen Angleichung der ärmeren Mitgliedsländer an eine bessere Gesundheitsversorgung. So lange muss man mit der Divergenz von Versorgungsniveaus und Gesundheitssystemen leben. Eine Harmonisierung der Standards würde die wirtschaftlich schwächeren Länder überfordern, eine Anpassung der Standards nach unten würde in den ökonomisch stärkeren Staaten die politische Unterstützung für die europäische Integration in Frage stellen. Die Zielgröße für die Angemessenheit der nationalen Ausgaben für Gesundheit kann nur die jeweilige Höhe der Gesundheitsquote sein, also das Verhältnis der Gesundheitsausgaben zum Nationaleinkommen des Mitgliedslandes, nicht ein rechnerischer Durchschnitt aller Mitgliedsländer. Wollte man auch nur mittelfristig erreichen, dass die Abweichungen vom Durchschnitt reduziert werden, würde das eine Umverteilung von Haushaltsmitteln zugunsten der ärmeren Länder erfordern, die die finanziellen Möglichkeiten der EU vollständig überfordern und für die auf lange Zeit auch keine politischen

Mehrheiten zu bekommen sind. Sozialstaatliche Umverteilung im nationalen Rahmen stößt bereits auf Akzeptanzprobleme, Umverteilung von reichen zu armen Mitgliedsländern ist um Größenklassen schwieriger. Der Prozess der ökonomischen Kohäsion soll, so die Vorstellung der Europäischen Verträge, auch zu sozialer Kohäsion führen, weil sich die Wohlstandsniveaus annähern. Die Süderweiterung der EU ist dafür das häufig zitierte Beispiel, weil sie nicht eine soziale Spirale nach unten in Gang gesetzt hat, wie sie mit der Osterweiterung häufig beschworen wird, sondern die damals neuen Mitgliedsländer haben aufgeholt und höhere Sozialstandards verwirklicht.

Eine andere Frage ist, ob die konkrete Politik der Europäischen Kommission oder des Europäischen Parlaments die Mitgliedsländer in eine bestimmt Richtung der Finanzierung und Organisation der Gesundheitsversorgung drängen will, ohne eine formale Zuständigkeit zu haben. Es gibt den oben diskutierten Widerspruch zwischen den Binnenmarktfreiheiten und den national regulierten Gesundheitsmärkten. Die Auseinandersetzung um eine Dienstleistungsrichtlinie (nach dem verantwortlichen Kommissar für den ersten Entwurf in der europäischen Öffentlichkeit unter dem Namen »Bolkestein-Richtlinie« bekannt) steht Beispielhaft für die Haltung der Kommission, den Prozess der Integration über die Freiheit der Märkte weiter voran zu treiben. Was für Warenmärkte bereits realisiert ist, gilt bei den Dienstleistungen noch nicht, weil hier der Konflikt mit sozialen Standards der Mitgliedsländer stärker als in anderen Bereichen ausgeprägt ist.

Zwei Streitpunkte unter den Mitgliedsstaaten, aber auch innerhalb des Europäischen Parlaments und zwischen dem Parlament und der Kommission dominieren die Diskussion:
– Erstens der Geltungsbereich: Soll es eine Dienstleistungsrichtlinie für alle Branchen oder Ausnahmen bzw. sektorale Einzelregelungen geben?
– Zweitens das Herkunftslandprinzip, d.h. sollen die Gesetze des Herkunftslandes bei einer Dienstleistung im Ausland gelten, oder die des Ziellandes?

Der Gesundheitssektor ist in allen Mitgliedsländern sehr stark durch Gesetz reguliert, weil Gesundheitsversorgung und -finanzierung einen Kernbereich sozialstaatlicher Tätigkeit darstellen. Im Februar 2006 hat das Europäische Parlament in seiner Stellungnahme zu dem Entwurf der Dienstleistungsrichtlinie der Kommission den Gesundheitssektor aus dem Geltungsbereich der Richtlinie herausgenommen (Europäisches Parlament 2006: 3f). Der Beschluss des Parlaments entspricht den Forderungen einer Reihe von Mitgliedsländern, so dass an diesem

Gesundheitsdienstleistungen 155

Punkt mit einiger Wahrscheinlichkeit gesagt werden kann, dass auch der Ministerrat so entscheiden wird. Dies entspricht der Diskussion in der europäischen Öffentlichkeit: Gegen die »Bolkestein-Richtlinie« hatte sich ein breiter Widerstand formiert, der von Gewerkschaften, sozialen Organisationen und Berufsverbänden getragen wurde. Diese Auseinandersetzung ist das herausragende, wenn nicht sogar einzige Beispiel der letzten zwei Jahrzehnte einer breiten Diskussion über die Inhalte europäischer Politik, die zeitgleich in allen Mitgliedsländern geführt wurde. Absehbar ist damit die Diskussion über die Dienstleistungsfreiheit auf Gesundheitsmärkten nicht beendet, zumindest hat der zuständige Binnenmarktkommissar Charlie McCreevy schon angekündigt, dass er eine gesonderte Richtlinie für diesen Sektor vorlegen wird (FAZ vom 22.2. 2006). Darin liegt die Chance, dass die Kommission nach der breiten Diskussion in den Mitgliedsländern zu einer besseren Balance zwischen Binnenmarktfreiheiten und sozialem Auftrag kommt, aber es kann auch zu einer Wiederauflage der alten Kontroverse kommen.

5   Weitere Perspektive

Der Binnenmarkt wirkt auf die nationalen Gesundheitsmärkte ein, aber er dominiert sie nicht. Die nationalen sozialen Standards bei der Organisation und Finanzierung der Gesundheitsversorgung können beibehalten werden – wenn man es will. Eine Harmonisierung der Gesundheitssysteme ist jedenfalls nicht notwendig, um die Mobilität innerhalb Europas zu ermöglichen, sondern es gibt genügend Möglichkeiten, die unterschiedlichen Systeme »anschlussfähig« zu gestalten. Die Europäischen Verträge geben der nationalen Regulierung des Gesundheitssystems eindeutige Priorität und eine Harmonisierung der Standards ist weder beabsichtigt noch auf lange Zeit ökonomisch und politisch realisierbar. Das schließt nicht aus, .dass man sich innerhalb der Union auf gemeinsame, gesundheitspolitische Ziele verständigt, aber die Wege zur Zielerreichung können unterschiedlich sein. Um einen Wettbewerb nach unten zu verhindern, kann es dazu auch sinnvoll sein, für Gruppen von Mitgliedsländern, die nach dem Einkommen pro Kopf gebildet werden und damit ihre ökonomischen Möglichkeiten widerspiegeln, Zielkorridore zu bestimmen, bei denen kein Land den untersten Wert seiner Gruppe unterschreiten darf. Das entspräche einem Europa »unterschiedlicher Geschwindigkeiten«, das auch auf anderen Gebieten der europäischen Politik der einzige Weg sein dürfte, die europäische Integration als einen Prozess zu gestalten, der kein Mitgliedsland ausschließt, aber seine Dynamik aus dem Vorangehen einzelner Mitglieder erhält.

Korrespondenzadresse:
Prof. Dr. Leonhard Hajen
Universität Hamburg
Department für Wirtschaft und Politik
Von-Melle-Park 9
20146 Hamburg
E-Mail: Leonhard.Hajen@wiso.uni-hamburg.de

Literatur

Amsterdamer Vertrag vom 2. 10. 1997 zur Gründung der Europäischen Gemeinschaft (1997): BGBl. 1998 II S 387 ber. BGBl. 1999 II S. 416
Beck, U.; Grande, E. (2004): Das kosmopolitische Europa. Gesellschaft und Politik in der Zeiten Moderne. Frankfurt am Main: Suhrkamp Verlag
Bundesministerium für Gesundheit und Soziale Sicherung (2005): Endgültige Rechnungsergebnisse der gesetzlichen Krankenversicherung nach der Statistik KJ 1-2004. http://www.bmg.bund.de/cln_041/nn_601100/SharedDocs/Download/... (28. 2. 2006)
Europäischer Gerichtshof (1998): Rs. C-120/95, Slg. 1998, S. I-1831 (Decker)
Europäischer Gerichtshof (1998): Rs. C-158/96, Slg. 1998, S. I-1931 (Kohll)
Europäischer Gerichtshof (2001): Rs. C-157/99, Slg. 2001, S. I-5473 (Smits und Peerbooms)
Europäischer Gerichtshof (2001): Rs. C-368/98, Slg. 2001, S. I-5363 (Vanbraekel)
Europäischer Gerichtshof (2003): Rs. C-385/99, Slg. 2003, S. I-4509 (Müller-Fauré/ van Riet)
Europäisches Parlament (2006): Ein großer Schritt nach vorne für den freien Dienstleistungsverkehr, Presseerklärung vom 22. 2. 2006. http://www.europarl.eu.int/ news/public/story_page/... (28. 2. 2006)
European Commission, Health&Consumer Protection Directorat-General (2005): Total expenditure on health – % of Gross Domestic Product http://europa.eu.int/ comm/health/ph_information/dissemination/hsis/account_7.pdf (28. 2. 2006)
European Observatory on Health Care Systems, WHO Regional Office of Europe et al.(1999): Health Care Systems in Transition – Poland. http://www.who.dk/countryinformation/CtryInfoRes?language=English&Country=POL (28. 2. 2006)
Eurostat, Statistische Amt der Europäischen Union (2006): BIP pro Kopf in Kaufkraftstandards (EU-25 = 100). http://epp.eurostat.cec.eu.int/portal... (28. 2. 2006)
Frenkel, M.; Menkhoff, L. (2000): Stabile Weltfinanzen? Die Debatte um eine neue internationale Finanzarchitektur. Berlin, Heidelberg: Springer-Verlag
Giddens, A. (2006): Die Zukunft des Europäischen Sozialmodells, Berliner Republik 8, 4: 20-29
Hirst, P.; Thompson, G. (1996): Globalization in Question. Cambridge: Polity Press
Kaelble, H. (2004): Das europäische Sozialmodell – eine historische Perspektive. In: Kaelble, H.; Schmidt, G. Hrsg. (2004): Das europäische Sozialmodell. Auf dem Weg zum transnationalen Sozialstaat. Berlin: Edition Sigma, 31-50
Kassenärztliche Bundesvereinigung (2005): Pressemitteilung vom 12. 11. 2005 »Deutsche Ärzte im Ausland – Ausländische Ärzte in Deutschland«

Kommission der Europäischen Gemeinschaft (2004a): Vorschlag für eine Richtlinie des Europäischen Parlaments und des Rats über Dienstleistungen im Binnenmarkt. KOM (2004) 2 endgültig/2 vom 25. 2. 2004. Brüssel (sog. Bolkestein-Richtlinie)

Kommission der Europäischen Gemeinschaft (2004b): Weißbuch zu Dienstleistungen im allgemeinen Interesse. KOM (2004) 374 endg. vom 12. 5. 2004. Brüssel

Kommission der Europäischen Gemeinschaft (2005): Der Haushalt der Europäischen Union auf einen Blick. http://europa.eu.int/comm/budget/budget_glance/index_de.htm (28. 2. 2006)

OECD (2005): Health at a Glance. OECD Indicators 2005. Paris

Offe, K. (2005): Soziale Sicherheit im supranationalen Kontext: Europäische Integration und die Zukunft des »Europäischen Sozialmodells«. In: Miller, M., Hrsg., Welten des Kapitalismus. Institutionelle Alternativen in der globalisierten Ökonomie. Frankfurt am Main: Campus Verlag, 188-225

Schaub, E. (2001): Grenzüberschreitende Gesundheitsversorgung in der Europäischen Union. Die gesetzlichen Gesundheitssysteme im Wettbewerb. Baden-Baden: Nomos Verlagsgesellschaft

Schulte, B. (2004): Die Entwicklung der Sozialpolitik der Europäischen Union und ihr Beitrag zur Konstituierung des europäischen Sozialmodells. In: Kaelble, H.; Schmidt, G., Hrsg.: Das europäische Sozialmodell. Auf dem Weg zum transnationalen Sozialstaat. Berlin: Edition Sigma

Spielberg, P. (2006): Welche Folgen hat die neue EU-Richtlinie für Gesundheitsberufe? Ärzte-Zeitung vom 20. 2. 2006

Strehl, R. (2003): Privatisierungswelle im deutschen Krankenhauswesen? In: Arnold, M.; Klauber, J.; Schellschmidt, H., Hrsg.: Krankenhausreport 2002. Schwerpunkt: Krankenhaus im Wettbewerb. Stuttgart, New York: Schattauer Verlag, 113-129

Turner, A. (2001): Just Capital. The Liberal Economy. Basingstoke, Oxford: McMillan

WHO (2000): World Health Report 2000. Health Systems: Improving Performance. Geneva

Bestellschein

senden an: Jahrbuch für Kritische Medizin c/o Klaus Stegmüller
Hochschule Fulda, FB Pflege&Gesundheit, Marquardstraße 35, 36039 Fulda
Tel.: (0661) 9640-601 Fax: (0661) 9640-649

Abonnement

Hiermit abonniere ich das Jahrbuch für Kritische Medizin (2 Bände pro Jahr)
zum Preis von € 24,– pro Jahr (zuzüglich € 3,– Versandkosten)

❏ ab sofort   ❏ ab Nr. ....

_____
Name, Vorname

_____
Straße/PLZ/Ort

_____
Datum/Unterschrift

Zahlungsweise

❏ Ich zahle gegen Rechnung

❏ Einzugsermächtigung
   Ich erlaube dem Argument-Ariadne-Versand, Reichenberger Straße 150, 10999 Berlin,
   den Abo-Betrag bis auf Widerruf von meinem Konto abzubuchen.

_____
KontoinhaberIn   Konto-Nr.

_____
Geldinstitut/BLZ   Datum/Unterschrift

Einzelbestellung

Hiermit bestelle ich folgende Bände des Jahrbuchs für Kritische Medizin
zum Einzelpreis von € 15,50, zzgl. € 1,50 Versandkosten:

❏ JKM 39: Arbeit und Gesundheit
❏ JKM 40: Demenz als Versorgungsproblem
❏ JKM 41: Disease-Management-Programme
❏ JKM 42: Patientenbeteiligung im Gesundheitswesen
❏ JKM 43: Prävention

_____
Name, Vorname

_____
Straße/PLZ/Ort

_____
Datum/Unterschrift